U0008139

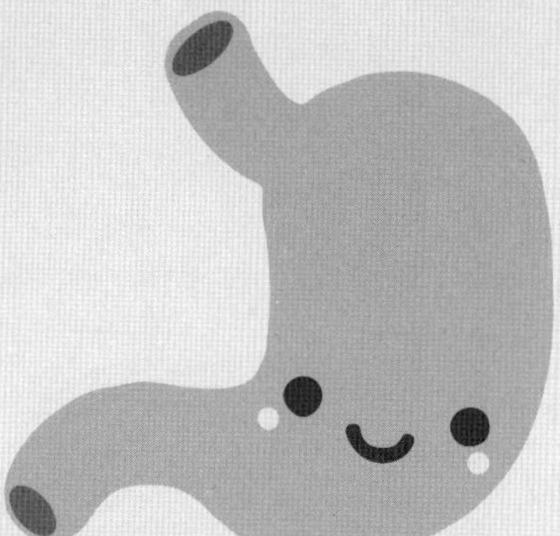

胃

三分靠治，
七分靠養。

也可以很舒服

藥物、按摩、飲食、運動，
自療養胃實踐書

放射科主治醫師
劉維鵬 著

前言

四月九日是世界衛生組織訂定的國際護胃日，以此來提醒大家關注胃的健康。世界健康組織聯盟（WHCA）在二〇一二年公布了目前全球胃病患者已突破五億人。當然，這個數字僅是醫院上報的人數，相信有更多人只去買成藥應付而已。

可是，治療胃病沒有「一勞永逸」「永不復發」的特效藥。胃病要「三分治七分養」。因此，自我調養就非常重要。

防治胃病，少不了飲食調養、運動健身、謹慎用藥、保持好心情幾個方面。本書從上述幾點進行詳細的介紹，提供了養胃、護胃的簡單方法，講解關於胃病用藥的常識和禁忌，可說是一本全方位、多角度的「養胃寶典」。

本書還會教導大家中醫養胃的訣竅，不用吃藥、無須打針只要利用按摩、薰洗等方法即可護胃。

養護胃部聽起來困難，但深入了解胃病後，會發現只要堅持就行。

希望通過本書能讓讀者有所收獲，養出健康身體及胃。

目錄

第一章　生活中的養胃細節

第二章　邊吃邊養胃

三、傷胃食物／113

第三章 中醫養胃的訣竅

第四章 運動健胃

第五章 選擇胃藥的原則

第一章
生活中的養胃細節

隨著生活節奏的加快，每個人都會面臨到不同的「壓力」。別以為壓力只會造成精神方面的困擾。其實，心理壓力過大時，身體也會受到影響，尤其胃部對情緒的反應最是敏感。

一、胃病常識知多少

許多人都有胃病的困擾，但同時又不了解為什麼會得胃病？本節將一一羅列胃病的一些小常識，詳細解說胃病形成的原因、發作的表現、發病後的注意事項及胃病患者就醫檢查的若干注意事項。

罹患胃病的原因

隨著生活節奏加快，許多人因為工作壓力大、常加班、飲食不規律的原因罹患胃病。

雖然每個人的發病原因不同，但主因還是歸咎於生活作息紊亂，胃長期得不到正常休息而造成。胃長期處於工作狀態，容易引起消化系統問題，胃酸分泌出現異常，進而造成胃內黏膜損傷。

胃病會傳染

近幾年罹患胃病的人數增加，在中國更有十幾萬人死於胃癌*。導致胃潰瘍、非潰瘍性消化的**幽門螺旋桿菌**是藉由口傳染和糞口傳染。

華人熱情好客，共餐成了親友相聚的傳統習俗。若加上餐具混用，十分不利於身體健康。研究證實，長時間混用餐具，或是餐具沒有定時更換，都容易產生幽門螺旋桿菌，導致交叉感染。

因此，為避免胃病傳染，建議定期消毒、更換餐具，放置餐具的容器也要定時清潔，保持通風、乾燥，以防滋生細菌。

*註：根據衛生福利部統計處統計，二〇一九年，台灣約有二千人死於胃癌。

功能性消化不良

有位患者自述反復胃脹、噁心，但卻檢查不出有胃部病變。其實，這是情緒等精神因素造成的特殊胃病，在醫學上稱為功能性消化不良。

功能性消化不良的主要症狀為胃脹、胃痛、噁心、胃食道逆流、嘔吐等。無法單靠藥物控制病情，還**需要調適心理才能根治**。

患者應確保充足的睡眠及健康規律的飲食。多食用蔬果、戒煙限酒，便能有效緩解功能性消化不良。

另外，注意放鬆身心，消解壓力，也能有效預防和治療功能性消化不良。

觀察舌苔

望面色、舌苔是中醫辨證治病的特色。中醫認為，舌苔變化能反映出身體臟器是否健康。通過觀察舌苔，可以及早發現胃病。

正常情況下，舌頭呈淡紅色，舌苔薄且均勻白潤。舌苔變厚代表身體出現病症或病症加重；舌苔變薄則代表身體正在恢復健康。

舌苔厚，有口氣，表示胃已經出現問題，此時可通過調整飲食、作息來改善。

舌苔變厚，顏色從白色漸漸變為黃色，舌尖由淡紅變紅，且舌邊有齒印，表示胃部消化不良。要少吃辛辣的食物，飲食應清淡。如果舌尖變成深紅色，舌苔變黑，則代表病情加重，要儘快到醫院就診治療。

先天性胃病的症狀

先天性胃病多以遺傳為主。如果胎兒在母體中就有某些發育障礙及異常，就會引起先天性胃病。

先天性胃病多發於嬰兒期，主要是因為胎兒在發育過程中，胃的組織結構發育異常所導致，但目前尚未釐清具體發病原因。常見的先天性胃病主要有嬰兒肥厚性幽門狹窄、消化性潰瘍及胃息肉等。

嬰兒肥厚性幽門狹窄多為隱性遺傳，多發生在家庭中的第一胎男嬰，若父母曾罹患此病，小孩得到機率也較高。消化性潰瘍有家族遺傳傾向，另外還具有血型遺傳性。一般來說，O型血的人患十二指腸潰瘍的機率比其他血型的人多一・四倍左右，罹患胃潰瘍的機率也高於其他血型。

胃息肉一般沒有任何症狀，只有在出血或發生心肌梗塞時才會出現臨床症狀。

幽門螺旋桿菌導致的胃病

前面提到，胃炎、胃潰瘍等症除了跟胃酸分泌、不良飲食習慣、消炎鎮痛藥有關，幽門螺旋桿菌也是致病的元兇，更是胃癌、與黏膜相關的淋巴組織（MALT）之淋巴瘤的主要致病因素。

幽門螺旋桿菌是寄生在靠近胃黏膜層部分的細菌，致病機制類同於病毒，在一九九四年被世界衛生組織定為I類致癌物。

細菌進入人體後，能在胃部粘液層快速遊動，通過刺激胃黏膜上皮，減弱胃黏膜屏障功能，以附著在胃部上皮細胞。幽門螺旋桿菌能夠產生稱為尿素的物質，將胃中少數的**尿素分解成氨，形成保護層「氨雲」**。「氨雲」會**破壞胃壁的自我保護機制**，影響胃黏膜的疏水性，降低抗酸作用，引發胃黏膜炎症。

胃下垂的注意事項

胃下垂患者首先要減少胃的負擔，少吃宵夜或油膩不易消化的食物。

胃下垂患者應長保樂觀情緒，並積極鍛鍊身體，適當的運動可促進消化，有利於恢復健康。如胃下垂患者要進行鍛鍊，則要先與醫師討論，並由少到多逐漸增加運動量。即便是進行具有防治胃下垂功效的運動，也應適量，以免導致不良後果。

胃潰瘍反復發作

胃潰瘍屬於治療週期較長的慢性疾病，受到生活及飲食習慣、精神情緒、心理因素等因素影響，容易反復發作。長久以往，會使得胃黏膜長期受到刺激、破損，大幅提高產生癌變的機率。尤其是中老年患者，胃潰瘍反復發作，更要謹防癌變。

當胃病反復發作，可以從以下幾個方面發現癌變先兆。

患者會在短時間內變得食欲不振，總是噁心、嘔吐不停，還經常發熱、漸漸消瘦，這都可能是正在癌變的徵兆。同時，如果近期總是嘔血或者排黑糞，也是癌變的先兆。

胃潰瘍的疼痛發作時間規律，大多是在飯後一到兩個小時內，疼痛感會逐漸減輕。當胃潰瘍的疼痛變得不定期或變成持續性的隱痛，就可能是癌變的先兆。

服用抗潰瘍藥物雖然不能痊癒，但是能減緩病情，如不見療效或者是效果不彰時，則需要及時就診，因為這可能就是癌變的先兆。

胃潰瘍如果癌變，潰瘍面會變大、硬化，到了晚期，腹部將會出現包塊。包塊質地比較硬，按壓有痛感。

「胃痛」不一定是「胃病」

膽囊、胰腺、總膽管、心臟等器官發生病變時，**因病變部位鄰近心窩，常被誤認為是「胃痛」**。

例如，當肝癌、膽囊癌患者發生病變，並產生上腹部飽脹、乏力、黃疸等症狀，非常容易被誤診為胃病。一些胰臟癌或慢性胰腺炎患者在發病時，也經常感到心窩部疼痛、噁心，甚至嘔吐。某些膽結石症患者，由於膽石的刺激，膽囊及膽管會產生不同程度的炎症，多表現為心窩部位的疼痛，上腹部撐脹等類似胃病的症狀。因此，容易被誤診為胃病。

另外，心肌梗塞發生病變時，常有噁心、嘔吐的情況，也易被誤認為胃痛或腸胃不適。

上班族易患胃病

最新調查顯示，大量上班族都患有或輕或重的胃病。主要是因為工作環境壓力過大，無法釋放身心壓力。

若超時工作、頻繁加班，身體就無法得到充分的休息。高強度的生活節奏，使得飲食不規律，精神一直處於緊張狀態。

胃部得不到足夠的休息，再加上若常喝咖啡會刺激胃黏膜，引發胃黏膜病變。長此以往，胃黏膜無法自我修復，就會引發胃食道逆流、胃痛，導致胃炎、胃潰瘍。

另外，**久坐會導致腹部肌肉鬆弛、腹腔血液供應減少、胃腸蠕動減慢**，腸胃消化液的分泌低於正常水準。長此以往，會使消化功能減退，出現食欲不振、腹部脹氣、便祕等症狀而引起胃病。

常坐辦公室，臀部皮膚分泌腺就會受堵塞而易生癤和患毛囊炎，這會增加罹患糖尿病、膽結石、心血管疾病的機率，從而危及胃部健康。

另外，久坐辦公室，下肢屈曲且活動少，時間長了容易導致下肢靜脈和直腸附近的靜脈叢經常淤血，形成下肢靜脈曲張。因此，常坐辦公室的人要注意多活動，防止罹患胃病。

胃鏡檢查

胃鏡檢查即上消化道內視鏡檢查。進行胃鏡檢查時，需將一條包裹著導光纖維的管子通過食管送入胃及十二指腸中，以便進行檢查。胃鏡前端裝有內視鏡，檢查時可通過前端的光源器清楚看到消化道的狀況。

胃鏡檢查隨時都可以進行，但如果是上午做胃鏡檢查，患者應在前一天晚飯時只攝取少量且易消化的食物，並在晚上八點以後不能再進食任何食物、水或飲料。胃鏡檢查時，即使患者只飲入少量水，也會使胃黏膜發生改變，容易造成誤診。

若下午進行胃鏡檢查，從早上起床開始就不能進食任何食物。另外，做過鋇劑攝影檢查的患者，應在鋇劑攝影檢查三天後再進行胃鏡檢查。因為鋇劑攝影鋇劑可能會依附在胃腸道黏膜上，不利於診斷病情。

哪些患者適合胃鏡檢查

胃鏡檢查是以纖維光束通過電子傳導的方式來檢查胃部。檢查過程中，可用肉眼直接看到消化道內各部位黏膜的情況，並可取切片進行檢查。

患者若出現上消化道疾病的症狀，但經過各項檢查後卻依然無法確診，就需要進行胃鏡檢查。或是有原因不明的上消化道出血症狀，或上消化道疾病發生病變需要治療及複診時，也要進行胃鏡檢查。

胃鏡檢查前的注意事項

上消化道疾病患者在進行胃鏡檢查前要禁食，從胃鏡檢查前一晚開始，患者就不應進食任何食物。如果是當天檢查，最少要禁食五個小時，才能使檢查結果更加準確。對於有胃排空延緩或有食道或幽門狹窄的患者。

如患者有嚴重的心肺類疾病，則不宜進行胃鏡檢查。疑似患有胃腸穿孔、腐蝕性食管炎及胃炎、血壓持續偏高的患者也不能進行胃鏡檢查。

胃鏡檢查後的注意事項

如只是例的行胃鏡檢查，並沒有進行胃黏膜檢查，則可在檢查結束二小時後進食。受檢者往往會進行咽喉局部麻醉，若過早進食，咽喉部位麻醉作用還未完全消失，容易導致食物誤入氣管。

如果受檢者進行了胃黏膜檢查，則在檢查後四個小時才可進食。這時候應以食用流質或半流質食物為宜。

另外，受檢者在檢查後的一～二天要注意大便的顏色。如果出現黑色柏油樣便，可能是受檢部位有出血現象；出現劇烈腹痛且腹部摸起來偏硬，一般是胃穿孔的徵兆，患者應及時去醫院進行醫治。

胃黏膜切片檢查

胃黏膜切片檢查是胃鏡檢查的主要內容之一。胃黏膜切片檢查能防止誤診及漏診，胃鏡檢查只能觀察到胃部的顏色、形狀、大小及發現壞死組織，但若要確診，還需要進行胃黏膜切片檢查，以確定是良性還是惡性。透過胃黏膜檢查，可以及時發現胃癌的癌前病變，以及慢性萎縮性胃炎及其他疾病，像是消化道有無幽門螺旋桿菌感染。胃黏膜切片檢查還能及早發現早期胃癌，防止病情惡化。

鋇劑攝影檢查

鋇劑攝影檢查是利用硫酸鋇作為造影劑，在X光下檢查消化道。進行檢查前，患者需先服下五克左右的蘇打粉，使胃部空間充分擴張。擴張完畢後，再服用適量的醫用鋇劑。

當X光透過人體，就會呈現出胃的形態、大小、位置及蠕動情況。患者在進行鋇劑攝影檢查時應處於空腹狀態，要禁食十二小時、禁水四個小時以上。如果患者胃內滯留的液體超過三十毫升，則應先吸出胃內的液體，再進行鋇劑攝影檢查。

進行鋇劑攝影檢查前，患者應禁服含有金屬成分的藥物，例如鈣片等。另外在檢查時，最好穿著沒有金屬紐扣的內衣，以免影響檢查結果。

龕影和充盈缺損

「龕影」是鋇劑充滿潰瘍凹陷時的X光片徵象。當出現胃部潰瘍後，胃黏膜和胃黏膜下層會因受到侵蝕而出現凹凸，一旦鋇劑進入胃腔，在投影中就會出現由腔內向外突出如乳頭狀陰影，也就是「龕影」。

「充盈缺損」即在胃腸道內有息肉或腫瘤時，填充鋇劑後出現的充盈缺損症狀。如果充盈缺損表現為邊緣整齊，且為圓形，則多半是息肉；如果充盈缺損不規則，黏膜皺襞且呈現中斷破壞、局部蠕動消失等狀態，則很可能是癌瘤。

葫蘆形胃和皮革樣胃

如果鋇劑攝影檢查結果中寫有「葫蘆形胃」（ectasia ventriculi paradoxa），說明該患者曾罹患過慢性胃潰瘍。慢性胃潰瘍會因纖維組織的增生而收縮，常使胃及十二指腸發生變形。一旦胃及十二指腸發生變形，因收縮而使小彎*變短後，會使幽門更接近於賁門，胃竇部位形成囊狀擴張，形成葫蘆形胃。

皮革胃（Lihitis Plusticu）是在「充盈缺損」的情況下形成的。如果充盈缺損呈現的腫塊不是突出狀，而是浸在胃壁上時，癌組織就會增生，皺縮、胃壁粥性消失，胃的體積也會縮小，就會形成無蠕動的皮革囊胃。檢查結果中顯示皮革胃，常表示患有某種晚期胃癌。

---

*註：胃為丁字型管子，具有賁門及幽門兩個開口；兩個彎叫做大彎和小彎。

二、日常養胃方法

養胃自然不能僅靠吃藥，更重要的是注重平時的養護。一些不經意的小動作、壞習慣都會對胃部造成傷害，久而久之就形成了胃病。這章節會介紹一些日常養胃的方法，有助於輕鬆應對胃病。

保暖腹部是養胃關鍵

胃病屬於慢性疾病，稍有不慎就會反復發作。尤其是到季節交替，經常有大量胃病患者因為腹部受涼導致胃病復發。在冷空氣刺激下，腹部血管收縮，胃部神經進入緊張狀態。

腹部血管收縮，胃部的血管也會跟著收縮，引起胃部缺血、缺氧，引發胃痙攣性收縮。同時，神經反射作用下，胃部將加快分泌胃酸的速度。胃酸和胃蛋白酶的腐蝕作用增強，刺激胃黏膜潰瘍面，使得胃病復發。

熱敷加重胃寒

慢性胃炎的症狀為胃痛、胃脹，嚴重者在胃病發作時，吸一口涼氣都會加重胃部疼痛感。一般歸結為脾胃虛寒，因此會熱敷胃部以緩解疼痛，但此舉反而會使病情惡化。

慢性胃炎的胃涼、胃脘症狀都有一定的病理原因，例如患者居住在陰暗的地方，或常吃生冷食物。另外，天冷時衣著單薄導致的胃部受涼也會出現胃脘（上腹部近心窩處痛）現象。**胃病多為陽熱實證**，熱敷胃部會使胃黏膜充血，因此在胃痛時熱敷是有害無益。

年長者養胃從衣食住行下手

隨著治療時間拉長，胃的肌肉層和黏膜層都慢慢萎縮，消化力與抵抗力日趨降低，更容易導致發生胃病。那麼要如何保護胃，預防胃炎、胃潰瘍等疾病呢？

首先，年長者抵抗力弱，更應隨氣溫的變化及時增減衣物。

其次，要養成規律的飲食習慣，三餐要定時定量，讓胃處於良好的工作狀態。且應選擇容易消化的食物，比如牛奶、豆腐等高蛋白的食物，不僅容易消化，還可以保護胃黏膜。

再者，居住環境應該安靜、舒適。繁雜喧鬧的環境容易使人心情煩躁不安，引起消化系統問題。

最後，還應注意行。行，也可以理解為運動。每天應進行些輕度運動，比如按摩、揉壓腹部的運動，以保持胃部健康。

年長者易患無痛性胃潰瘍

胃潰瘍主要症狀為飯後飽脹，嚴重者會出現黑便。但近年來，臨床上出現許多患有胃潰瘍，卻無任何疼痛反應的年長患者。

年長者**痛覺神經靈敏度低**，無法及時察覺身體變化。當出現黑糞或突然消瘦，才發現已經患有胃潰瘍多時，而這種胃潰瘍被稱為「**無痛性潰瘍**」。

無痛性胃潰瘍的病變一般發生在胃底等靠近心窩的地方，常被誤以為是心臟病，以致延誤、加重胃病病情。

春季養胃

前面說過，胃病屬於慢性疾病，中醫將其分為胃熱和胃寒。天氣變冷、冷涼食物入胃，都容易讓胃受寒，引起胃脘疼痛、嘔吐等症狀。

人體體表最能明顯感知氣溫變化，但胃部也能隨氣溫改變產生相應的變化。人體受寒後，微血管收縮，血液循環減慢，血管分布密集的胃部也將受到影響。同時，也會引起人體交感神經系統的紊亂，打破胃腸蠕動的規律。

春季氣溫變化大，應注意隨時增減衣物。天熱時，不應大量喝冷飲，以免引發胃痛、嘔吐、腹瀉等症狀；氣溫變低時也應避免吃太多辛辣刺激的食物。因為過於刺激的食物會刺激破壞胃的環境，使胃產生不適。

塑身衣引發胃炎

現在很多女性都會穿塑身衣塑造體形。市面上的塑身衣也琳瑯滿目。但長期穿著塑身衣的女性，罹患胃炎等胃部疾病的機率較高。

塑身衣普遍緊小，會造成肌肉過度收縮壓迫到胃部，使胃部陷入緊張收縮狀態。同時，衣著過緊還會影響全身血液流動，造成身體多個臟器包括胃部的供血不足。若供血不足的狀態，胃酸會加快分泌，大量胃酸滯留在胃部會灼傷胃黏膜，影響消化、吸收的正常規律，引發胃炎。

夏季驟雨引起胃病

夏季常有午後雷陣雨，造成氣溫突然降低，很多人會因此出現胃脹、食欲不振等多種胃部不適症狀。

夏日驟然降雨會造成天氣潮濕、悶熱，使食物更容易腐壞。如果誤食這些看似「健康」

的食物，容易引起胃腸感染。

另外，夏天因溫差關係容易患上感冒。感冒所導致的頭痛、發熱等情況，也會引發胃部不適。在夏季更應注意保暖，以免胃部產生不適。

秋季養胃

經過一夜的休息，胃內積存了大量的胃酸，急需要食物來中和。這時如果不進食，會導致胃酸過多，灼傷胃黏膜。

中醫認為，秋日的早餐一定要吃熱的，才能護住胃氣。早晨如果食用冰冷的食物，會導致原本就處於收縮狀態的胃部和血管更易痙攣，造成血流不順，胃部不適。

除了吃熱食，還要注意搭配。秋日的早餐，可以選擇富含水分和營養成分的牛奶、豆漿，搭配一些能夠迅速分解成葡萄糖的穀類食物，如溫熱的稀飯、山藥粥。因為穀類食物消化得快，容易產生饑餓感，需要再搭配蛋白質和脂肪含量的食物，諸如雞蛋、瘦肉、花生。

冷水浴健胃

秋天適當地進行冷水浴，對胃很有好處。

冷水浴是指用**五～二十度的水溫進行沐浴**，用這個溫度的水進行沐浴，可以刺激神經，讓胃部動起來，抵禦寒冷。同時，冷水沐浴可以使皮膚血管收縮，讓血液流向內臟，加快臟器的新陳代謝。當腹腔的血液循環加速，可以引發胃部功能活躍，增強胃部消化系統的功能。

需要注意的是，冷水浴應當從夏天開始，一直持續到初冬。持之以恆才能達到健胃效果。

藥物增加胃負擔

春季正是各種疾病的高發季節。感冒、發熱時許多人都會服用成藥。但若是選用不當，這些藥物極易造成胃部損傷，引發胃病。

有些治療感冒的藥物會刺激胃黏膜，造成潰瘍發生。據統計，中國近五年來，接近十％的胃病是因錯誤用藥所致。胡亂服用藥物，或自行增減用藥量，都會加重胃部不適。

身體出現不適後後應到醫院進行治療，而不是盲目自行用藥。尤其是本來就有胃部疾病的患者，在用藥上更要多加注意，避免加重病情。

感冒易誘發胃病

感冒常伴隨打噴嚏、流鼻涕症狀，甚至有全身不適、惡寒發熱、噁心嘔吐等現象，嚴重者會出現全身中毒等症狀。因此，胃病患者更應注意預防感冒，以防誘發胃黏膜充血、腫脹，加重原有的炎症。

胃病患者要**盡量避免使用含有抗生素藥物**，這類藥物會**刺激胃黏膜甚至誘發胃黏膜腐爛、出血等症狀**。患者可採用中藥進行治療，防止感染。有時胃痛被外感症狀誘發或加重，而外感症狀卻不明顯，因此常被患者所忽略。患者需提高警惕，及時治療，以免延誤病情。

睡姿不良誘發胃病

大部分睡覺時並不注意姿勢，但睡姿不良其實很容易誘發或加重胃病。

有一病例是睡眠過程中，若採用向左側臥的姿勢會出現呼吸困難；若採用向右側臥的姿勢又會引起胃部不適。這是因為其心臟和胃部代謝功能不健全，並犯有胃病和心臟病的緣故。向左側臥壓住了心臟，易造成呼吸困難；向右側臥的時候，食道和胃部的位置受到影響，使胃部高於食道，胃酸很容易回流到食道，引起喉嚨酸痛、咳嗽、氣喘等症，長期如此，易引發食道癌。

頸椎病患者易患胃病

許多長期伏案工作的人，生活規律，平時也很注意保養胃部，卻還是患上胃病。這主要是因為這些人患有頸椎病。頸椎病看似和胃病毫無關係，但其實頸椎生病也會對胃造成影響，引起胃脹、胃脘疼痛等胃部不適症。

醫學上將頸椎病引發胃病的症狀稱為「頸胃綜合症」。**頸胃綜合症主要是指頸部副交感神經興奮的時候，反射導致胃部副交感神經功能增高。**幽門括約肌受影響，處於緊張狀態。長時間的緊張，會導致幽門括約肌舒緩，促使膽汁反流到胃內，損傷胃黏膜。同時，副交感神經功能增高後，胃蠕動降低，胃液分泌減少，引起噁心嘔吐、食欲不振、胃擴張等症狀。

針對頸胃綜合症，醫師都會通過牽引等方法改善頸椎病，胃部不適就會逐漸消失。長期伏案工作的人，一定要注意保護頸椎，建議在日常生活中可適當做一些輕緩的頸椎操。

熬夜傷胃

罹患胃病的原因中，有近一半以上都是壓力大，缺乏適當的運動和充足的睡眠所造成。胃在晚上會產生一種伴隨生理節奏而自動調整含量的TFF2蛋白質，這種蛋白質可以修復胃損傷，預防潰瘍。

若超過午夜入睡，就會錯失胃部排毒修復的最佳時期。到了假日，若睡到中午，將早餐和中飯一起吃，會加大胃的負擔。長期如此，胃得不到充分休息，就不能及時修復胃損傷，患上胃炎、胃潰瘍疾病。

冰箱使用不當易致胃病

冰箱已經成為日常生活中不可少的家用電器之一。炎熱的夏季，大多數人習慣直接食用冰箱中的冷凍食物。但冰箱使用不當很容易導致冷凍的食物攜帶大量病菌，一旦這些致病菌隨著食物進入胃內，就會引起胃腸疾病。

冰箱並不能殺滅食物中的細菌，而是通過低溫來抑制食物中細菌的生長速度，以延長食物的保鮮時間。同時，很多細菌都耐寒喜冷，長時間貯存在冰箱中，只會加快部分細菌對食物的破壞。因此，使用冰箱貯存、收納食物時，首先要將不同食物進行隔層包裝，避免不同食物中的細菌交叉感染。熟食在放入冰箱的時候，一定要密閉保存。

另外，一定要定期清理冰箱，以避免冰箱內細菌的滋生和繁衍。從冰箱冷藏取出熟食食用前，一定要加熱十分鐘以上。

中醫口氣識胃病

中醫認為，當出現口苦、口臭，表示胃部出現了病症。

口苦。當胃部因火邪入侵而產生病變，會出現口乾舌燥、口苦苔黃、大便乾燥的病症。這時服用牛黃上清丸能及時控制胃內火氣。

口酸。口裡經常發酸，脅肋疼痛，苔紅脈弦，則是因胃虛，導致酸水上泛。這時選擇左金丸等瀉火和胃的藥物進行治療，能有效緩解胃部不適。

口臭。晚上睡覺總是出現流口水，還伴有口臭、口渴、牙齦腫痛等症狀，則患有因胃熱所致的胃炎或胃潰瘍。這時選擇可以清肺胃之熱、潤大腸之燥的六味地黃丸，就能緩解症狀。

口膩。口中經常黏膩，食無味，出現身體疲乏無力、大便稀軟、胃脹痛的症狀。這主要是脾胃濕氣重所導致。可服用平胃散改善。

孩子換牙期易得胃病

一般來說，小孩在七歲左右會開始換牙。先是門牙，到十歲左右是臼齒。在換牙的過程中都是東缺一顆、西缺一顆。

七到十歲的孩子正處於發育期，身體需要大量營養。這時期的兒童，往往食欲大增，甚至無法控制食物攝入量，造成暴飲暴食。而有的家長認為這是孩子生長發育時的正常現象，並不阻止。

孩子**因為牙齒缺失，無法在口裡好好咀嚼食物，加重胃部的消化負擔。**另外，壞牙和爛牙容易滋生幽門螺旋桿菌，這也是造成兒童胃病的原因之一。

孩子「肚子痛」，可能是胃病

一般多認為，患胃病是成年人的事。但現在越來越多兒童被查出患有淺表性胃炎、消化性潰瘍等胃部疾病。尤其是淺表性胃炎，在兒童中的發病率非常高。

兒童往往分不清胃痛的具體特點，只會喊肚子痛，造成大人的誤會。同時，兒童的胃痛往往不同於成人患者，小孩疼痛表現為間歇性的，幾分鐘後症狀就會消失。造成很多大人都誤以為孩子是進食太多，消化不良。正是因為這些錯誤的解讀，導致大量兒童胃病越來越嚴重，從而錯過了治療的最佳時期。

太乾淨也會導致胃病

為了不讓孩子被病菌侵擾，會不遺餘力的仔細清潔家中環境。但正是這些過分清潔的舉動，使得孩子更易患上胃病。**人體的免疫系統需要適當接觸少量細菌，才能產生相應的抗體。**在過於乾淨的環境下成長的孩子，從小接觸的細菌太少，導致免疫系統缺乏鍛鍊，容易引發各種胃部疾病。

從小就應該讓孩子多接觸大自然，比起清潔環境，養成飯前洗手的習慣，才是預防患病的根本之道。

刷牙健胃

不良的刷牙習慣會讓胃炎、胃潰瘍反復發作，無法徹底根治。

罹患胃炎、胃潰瘍大都是感染幽門螺旋桿菌所致。而人體口腔正是幽門螺旋桿菌的滋生處，如常見的牙周病膿液裡，就有大量幽門螺旋桿菌。

保持口腔清潔，杜絕幽門螺旋桿菌的滋生，是預防胃病的重要方法。要注意的是，牙刷長時間使用後，會暗藏大量的幽門螺旋桿菌。勤刷牙的同時，也要定期更換牙刷（一～三個月更換一次），才能更有效地預防胃病。

假牙滋生細菌易傷胃

年長者容易復發胃痛、胃炎，其原因是因為寄生在假牙上的幽門螺旋桿菌。

前面提到，幽門螺旋桿菌是通過口腔傳播的致病菌。每當機體抵抗力下降，它們會隨著唾液、食物，進入到胃部，破壞胃黏膜，加重胃病。

因此，為了清除導致胃病的幽門螺旋桿菌，年長者更要經常更換牙刷、徹底清洗假牙。晚上睡覺前，用牙膏和清水洗刷乾淨後，浸泡在冷水即可。

胃痛禁止揉肚子

產生腹痛的原因很多，可能是消化系統不好，或是婦科、泌尿生殖系統的問題，隨便揉按有可能會導致更嚴重的後果。

例如胃潰瘍、十二指腸潰瘍患者，在飲酒過量時可能會導致胃穿孔、血管破裂，出現腹痛，這時**如果用手去揉，會導致潰瘍面積擴大。**急性闌尾炎患者病發時，如果用揉腹部的方法止痛，也會起到反效果。還有其他腸胃方面的疾病，像膽囊炎、腸扭轉等也都不宜揉肚子。

打嗝防胃癌

如果只是偶爾打嗝，就不用特別放在心上。那是因為進食過快、太飽或者大笑等引起的。但如果是頻繁且長時間持續打嗝，就要儘快去醫院就診，以防胃癌。

胃癌的症狀主要有頻繁打嗝、上腹部不適、腹脹、胃痛、黑糞等。胃癌導致打嗝主要有三種情況：第一種是胃癌導致消化不良、上腹部脹滿，引起打嗝不斷；第二種是腫瘤引起胃擴張，刺激迷走神經引發打嗝；第三種則是胃癌直接侵犯迷走神經或膈肌而引起打嗝。

所以，當頻繁而且連續打嗝超過二十四小時以上時，就儘快就診。

催吐到胃出血

工作中多少會碰到應酬，為了解酒，有時會用催吐的方式，但這種粗暴解酒方式對胃造成的傷害很大。

催吐看似讓酒精離開身體，其實並沒有達到徹底解酒的作用。酒精進入人體後，少部分是通過呼吸、汗液、尿液排出體外，大部分都是經過肝臟的代謝清除。催吐會使得食物逆流，胃酸混著食物被嘔吐出來。這樣會打亂胃部正常的生理消化功能。甚至因為腹內壓升高，胃部血脈怒張，大量微血管充血破裂，引發胃出血。

解酒宜吃新鮮水果、喝果汁、蜂蜜水等。催吐過程中，胃酸會刺激食道黏膜，引發食道炎、咽喉炎等。另外，嘔吐時若不小心有嘔吐物誤入氣管會有窒息的危險。

胃食道逆流

胃內未消化完全的食物，或者是胃酸等從胃內反流到食道的主要症狀為胃食道逆流、嘔吐、便血等。部分患者都沒有意識到胃食道逆流的危險，錯過了最佳治療時機，甚至因為不良生活習慣使病情加重，引發食道炎甚至食道腺癌。

預防胃食道逆流，除了三餐要定時定量，也不宜進食甜食和高脂肪食物。這些食物會促進胃酸分泌。另外，空腹時也不宜吃柑橘類水果。

疲勞引起胃病

人體過度疲勞時容易引發胃病，像公車司機這類的高強度職業，最常處於過度疲勞狀態，不僅睡眠不足，用餐時間不固定，身體長時間處於饑餓、勞累中。因此，這些人容易患上胃病，並經常反復發作。

人體無論是處於過度的腦力疲勞，還是體力疲勞狀態，都會造成胃部供血不足。胃部供血不足時，胃的消化、吸收系統失調，胃酸分泌增多，黏液分泌減少，都會導致胃黏膜受損。

萎縮性胃炎的康復祕訣

一般而言都會建議要多運動，但萎縮性胃炎患者多運動反而會造成身體不適。

對於病情較輕的胃病患者，適當的運動有利於康復。中度以上的慢性萎縮性胃炎患者，則應該節制運動量，注意休息，最好是選擇臥床休息。

對於較嚴重的萎縮性胃炎患者，臥床休息則更為必要。**臥床時，血液會彙集到胃部，幫助胃腸正常蠕動**，使食物得到充分消化，營養得到全面吸收。倘若患者不注意臥床休息，運動過量，則會使血液流往四肢，使腸胃等消化器官得不到充足的血液供應，不利於食物的消化及消化腺體再生。

口香糖治胃病

嚼口香糖不但能使口腔清新，還能有效緩解胃部不適，減輕消化不良、打嗝、燒灼感、胃疼等症狀。因此，胃病患者閒暇時不妨多嚼嚼口香糖。

在飯後咀嚼口香糖，口腔會分泌更多唾液，增加吞咽的次數。大量唾液進入胃部，可以刺激肌肉收縮，促進胃腸蠕動，增加胃酸分泌。但在空腹時不宜咀嚼口香糖，因胃酸分泌過多會灼傷胃壁，引起噁心、胃食道逆流等不適，反而加重胃炎等胃部疾病。

胃潰瘍少喝水

服藥時飲水可以促進身體吸收藥物。但是胃潰瘍患者在服用斯克拉非（Sucralfate）、氫氧化鋁凝膠等藥物時，不宜多飲水。因為斯克拉非等藥物屬於懸濁劑，進入胃部後會轉化成很多不溶解的小顆粒，覆蓋在胃黏膜上，保護胃黏膜不受胃酸侵蝕。如果喝水太多，會稀釋藥物，使覆蓋在胃黏膜上的藥膜變薄，影響治療效果。

高山低氧空氣治療胃潰瘍

胃潰瘍主要是因為胃黏膜的保護功能減退，無法抵抗胃酸腐蝕而造成胃黏膜損傷。當人體呼吸含氧量較低的「高山空氣」，會激發人體的自我調節保護機制，從而改善胃內物質的交換，促進胃部血管微循環。

高山地區的空氣含氧量低，可以幫助治療胃潰瘍。為此，研究人員根據高山地區的空氣調配出一種人造的「高山空氣」。胃潰瘍患者每天只要多次呼吸「高山空氣」，就能治療胃潰瘍。

吸煙有害胃健康

吸煙除了傷肺還傷胃。香煙裡的尼古丁是引發胃炎、胃潰瘍的元兇。

尼古丁進入胃部後，會作用於迷走神經系統，增強胃酸分泌、抑制前列腺素的合成，使得保護胃黏膜的粘液分泌減少，降低胃黏膜的抗病能力。同時，它還會鬆弛幽門括約肌、收縮膽囊，使膽汁反流至胃部，灼傷胃黏膜。

根據調查發現，吸煙者患胃炎、胃潰瘍的機率高出不吸煙者數倍。同時，在治療胃病期間，不戒煙的胃病患者，痊癒率比戒煙者低得多；不戒煙的胃病患者在治癒後仍有高達八十四%的復發率。

三、好心情保胃健康

「好心情勝過好醫生」，心情舒暢、心態健康的人患病機率要比整日愁腸百結的人要小得多。有時候我們不能阻止疾病的到來，但可以換一個好心情來打敗疾病。對待胃病，更要如此。

腸胃也有焦慮症

研究證明，許多疾病的發病原因都跟心理因素有關，比如大腸激躁症。大腸激躁症表面看來是腸胃疾病，但是腸胃並沒有受到損傷，只是發生功能紊亂。這種功能紊亂，正是情緒所引起。情緒安寧的時候，症狀普遍會得到緩解，甚至徹底消失，而當心情變差，腸胃不適的症狀便會加重。

如果在過去三個月中每個月都有至少三天以上肚子痛或者腸胃不適，就有可能是大腸激躁症，建議除了生理治療，也可去看心理醫師。

長期胃部不適與心理有關

長期胃部不適，治療後依然反復發作，建議可接受心理治療。

胃是有「感情」的。**胃的蠕動和胃液的分泌都是由神經系統進行支配而進行工作。**情緒好的時候，神經反射良好，胃的蠕動和胃液分泌都處於正常狀態，就能保持良好的食欲，正常消化、吸收食物；如果情緒欠佳，就會影響到神經系統，導致胃功能紊亂，引起不適。

絕大部分的胃部長期不適患者，因受病痛折磨，導致心情萎靡。而心情萎靡，又使得胃部功能一直處於失調狀態，藥物治療效果甚微。因此長期受病痛困擾的人，要去看身心科。

緊張刺激胃潰瘍

壓力性潰瘍，指人體處於緊張狀態或者遭受重傷、重病等重大打擊時，引發器官病變，產生潰瘍。壓力性潰瘍主要症狀為胃糜爛、胃潰瘍、十二指腸潰瘍等。

精神緊張時，**腎上腺素大量分泌，使得血液中的兒茶酚胺含量增加。**而兒茶酚胺正是引起胃黏膜病變，出現胃潰瘍和胃出血的因素之一。壓力性潰瘍初期並沒有特別的症狀，但胃黏膜正在慢慢變淺。五到十天時，胃會開始間歇性出血，沒有固定規律，而且出血的時候不會感到疼痛。

壓力性潰瘍患者只要適當紓解情緒，不要過於緊張，即可有效治療疾病。

嫉妒誘發胃潰瘍

嫉妒是常見的情緒之一，是對他人的優越地位產生的一種不愉快情感。嫉妒會大量分泌皮質醇、去甲腎上腺素等荷爾蒙，引起人體免疫功能紊亂、大腦功能失調、抗病能力減弱。

尤其嫉妒往往還包含著怨恨、沮喪等情緒，而這些情緒會給胃部等臟器帶來負面影響。長期下來會導致大腦皮質功能失調，引起血壓不穩、情緒越發低落，最終導致食欲下降，誘發胃潰瘍。

生氣刺激胃臟

許多人在生氣的時候，都出現過胃痛的反應。這是因為腹部有跟人體大腦分子結構相似的「腹腦」。大腦對口、食道有主控權，但是**胃腸等都是由腹腦控制**。也就是說，**人體內需要的大量營養物質和體液都是由腹腦操控。**

腹腦能夠分析上萬種化學物質成分，以避免人體被侵害。當毒素進入身體，腹腦會第一時間對大腦發出信號，使大腦中樞產生緊張感和恐懼感，胃部不適也會隨之而來，出現嘔吐、痙攣等症狀。

腹腦也會患病，而且比大腦還容易得病，疾病種類也很多樣。當人因為生氣而導致腹部的神經功能紊亂，腹腦也會跟著紊亂，引起胃腸消化系統功能失調，引發胃炎、胃潰瘍等。

哭泣可降低胃傷害

適當的哭泣有利於身心健康。強忍只會讓心理壓力升級，造成負面影響。當心中的壓抑得不到發洩，哭泣便成為一個很好的渲洩管道，能夠減輕精神上的負擔。

人在情緒低落時，常會食欲不振；心情愉悅時，食量則大增。從這點可以看出，胃腸功能與人體情緒變化有著緊密的關係。

適當哭泣能排解對胃的壓力，但要避免過度哭泣，每次哭泣不宜超過十五分鐘。哭泣時間過長對胃也有害，會使情緒過於悲傷、憂愁，讓胃酸分泌減少，胃蠕動減慢，引起胃炎、胃潰瘍等病症。

音樂治胃病

臨床上有一種胃病叫做「腸胃失調」，也是自律神經失調的常見症狀。患者的胃部並沒有實質性的病變，只是因為心理和精神因素導致胃部消化、吸收系統出現紊亂，引起嘔吐、胃痛、厭食等胃部不適症。

精神受到刺激、情緒低落都會引起腸胃失調，這時可以通過聽音樂來治療。歌曲能讓人放鬆，達到調整胃部功能的作用。

研究指出，聽歌有益於健康。更有人發明出音樂體感振動設備，即是人在聽歌的時候，**通過歌曲的低音部分引起體內感觀的振動，產生出安全、舒適的感覺。**當人陶醉在歌曲中，負面的情緒就會慢慢消失，起到改善心理緊張、疲勞的作用，同時幫助治療胃潰瘍等疾病。

第二章

邊吃邊養胃

五臟六腑中，與飲食關係最密切的就是胃部。所以有「病從口入」的說法。可見良好的飲食習慣不容忽視。

一、胃病患者的飲食禁忌

俗話說胃病「三分治七分養」，在日常飲食中有哪些禁忌要遵守？一些下意識的行為習慣到底對健康有什麼影響？

細嚼慢嚥助消化

在細嚼慢嚥的過程中，食物與口腔接觸，能夠刺激口腔黏膜和舌頭，引起神經的反射作用。在神經反射作用下，唾液分泌加快，胃部也會得到信號，加快分泌胃液。同時，在緩慢咀嚼的過程中，食物會被牙齒充分「切割」成非常小的細塊，通過舌頭的攪拌，唾液與食物充分的混合。**唾液裡的澱粉酶會分解出麥芽糖，幫助胃腸消化和吸收營養。**另外，唾液中的黏蛋白和鹼性物質也隨同進入胃內，緩和胃液酸度，潤滑胃壁，可減輕胃部負擔，有效預防胃病。

站著吃飯

我們大多坐著吃飯，因為坐著能讓胃部放鬆，有利於食物的消化、吸收。也有一部分人習慣蹲著吃飯，但這是最不健康的。因為下蹲時，腿部和腹部都受到壓迫，易造成血液受阻。此時會引起胃部供血不足，影響胃部的消化和吸收。

胃病患者可站著用餐。站立狀態下，更有利於吞咽和消化食物。有火燒心、胃食道逆流等胃部不適的患者，尤其適合以站姿進食，因為火燒心、胃食道逆流多是胃內的胃液和食物反流到食道引起。

餐前吃蔬菜

餐前吃點蔬菜能夠有效防治胃病。因為在空腹狀態下，蔬菜的營養成分不用花費太多時間就能被胃部消化、吸收進入血液裡，快速補充胃部所需養分，增強胃動力。同時，蔬菜中含有豐富的硝酸鹽，在胃液的作用下*，會產生可消滅胃部有害菌的一氧化氮。

餐前菜建議選擇維生素較高的食物，比如將胡蘿蔔切絲後用醋涼拌作餐前菜，既能開胃，還能增強胃部抗病能力；含有檸檬酸和蘋果酸的番茄也適合當作餐前菜，番茄可以促進胃液分泌，增強胃部消化能力；能夠增強胃部消化能力的木瓜也是維生素C含量極高的食物，同樣適合作為餐前菜食用。

芡汁可護胃黏膜

勾芡除了能減少食物營養成分的流失，同時芡汁還能保護胃黏膜。

芡汁一般是用太白粉和水攪拌調和而成，有時也會使用綠豆澱粉、小麥澱粉等。這些澱粉、太白粉可在高溫下糊化，具有黏性以及吸水、吸收異味的能力。勾芡過的菜，食用後進入胃壁，可形成保護胃黏膜的保護膜。

少量多餐

大部分人普遍是一日三餐，而胃病患者則是要「少量多餐」。那麼到底一天要吃幾餐呢？胃消化功能不好的患者，除了一日三餐，可再增加三餐。固定的一日三餐進食八分飽，然後在加餐時間內再適量進食一些食物，既確保了身體能量的供給，又不至於讓胃過度疲勞。

第一餐：早上七點到八點進食，可以選擇牛奶、豆漿、雞蛋等食物。

第二餐：十點左右可以適當加餐，補充一些低脂肪的糖類，如香蕉等水果。

第三餐：中午十二點，經過一個上午，身體內的能量消耗到最低，需要補充大量高熱量食物。

第四餐：下午三點左右，適當補充些堅果、水果等含糖食物。

第五餐：晚上六點左右，進食清淡食物，以避免過多熱量積存體內。

*註：在酸性環境下，亞硝酸鹽會產生各式氮氧化合物，其中包括一氧化氮。

第六餐：晚上八點左右，進食一小塊乳酪或一根香蕉，以提高睡眠品質。

一日三餐的最佳時間點

胃通常在六小時內會徹底消化掉食物，進入休息，一天的進餐次數應該根據胃的特性來制定。

早餐：七點到八點是最佳時間。早上起床的時候，可運動後再吃早餐，如慢跑、瑜伽。

午餐：中午十二點到一點。上午消耗了大量能量，正需要進行補充，同時也為下午能量消耗做儲備。中午適合進食熱量比較高的食物。

晚餐：下午五點到七點。許多人會在中午隨便吃點小東西，晚餐往往超量進食，想補足中午的營養成分。這種做法是錯誤的，因為晚餐後不久就要進入睡眠時間，所以適宜進食清淡、容易消化的食物。

吃飯時說話促進消化

傳統的餐桌禮儀講究食不言、寢不語。很多人都認為吃飯時說話對胃不好，容易引起消化不良。但事實上正好相反，在吃飯時說話對胃不但無害，反而有益。

吃飯的時候保持沉默，會讓人更專注進食，但也會不知不覺加快進食速度，使胃不能做好充分的準備且工作起來「應接不暇」。但在吃飯的過程中講話，則會減緩進食速度，使胃工作起來更加「不慌不忙」。同時，與人說話進行情感上的交流，還能夠增進感情，使心情愉悅，從而刺激中樞神經，促進胃液分泌，幫助消化食物。

需要注意的是，雖然提倡吃飯時說話，但不宜在口裡含有食物的時候說話，以防食物進入氣管。

正確的用餐順序

符合科學原理的進食順序能夠養胃，錯誤的進食順序不只會降低營養的吸收，甚至引發胃病。

有些人習慣在飯前先吃水果，這種做法是錯誤的。水果的主要成分是果糖，雖然不會增加胃的消化負擔，但是這些水果富含鞣酸，會降低胃對蛋白質的吸收。正確的進食順序應該是先喝一小碗湯，再來是蔬菜、肉食、米飯等主食，半個小時後，再吃甜品或水果。

吃主餐前適當喝一點湯，是為了提前給胃傳達「信號」，讓胃做好消化食物的準備。同時，飯前喝湯也是為進食過程體液的消耗做好儲備。

喝過少量的湯暖胃後，開始進食蔬菜、肉類和米飯。食用水果一定要間隔半個小時以上。因為主食含有大量的澱粉和蛋白質，胃需要兩個小時甚至更久的時間來消化。如果進食完主食後馬上食用甜品和水果，不但進一步增加了胃的消化負擔，還會因為胃內食物過多，導致水果被堵塞在胃內。水果成分在體內的常溫狀態下，容易腐爛產生毒素。

還有些人習慣在飯後馬上喝一點湯或者白開水，其實這也是錯誤的。飯後胃內正需要大量的胃酸消化食物，此刻飲用湯汁或白開水，會沖淡胃酸的濃度。

飯後聽音樂可助消化

大部分人都有過消化不良的症狀，飯後聽音樂是一種可避免消化不良的方法。它可以幫助胃部消化食物，這個看似不科學的方法，其實有科學根據。消化不良主要是因胃動力障礙所引起，而飯後聽音樂，則可以改善胃動力障礙、促進消化。

音樂可以對人體各個臟器產生良性的刺激，作用於中樞神經系統，可調節血液循環和胃腸消化系統。血液循環加快，胃腸蠕動和胃液分泌加快，也有利於胃部消化、吸收食物。

辛辣食物暖胃驅寒

傳統醫學認為，辛辣刺激的食物會刺激胃潰瘍患者的胃黏膜，促進胃液分泌，引起消化功能紊亂。

但是，近年醫學研究發現，少量辛辣的食物可以促使胃黏膜血液量增加，刺激胃黏膜修復，減少有害物質傷害胃黏膜。同時，辛辣食物中的大蒜還能有效消滅幽門螺旋桿菌保護胃黏膜。因此，適當食用辣椒、大蒜等辛辣刺激食物對胃有益。

另外，脾胃虛寒的人，也可以適當吃些辣椒等辛辣食物，以暖胃驅寒。但是，有灼傷痛感、大便乾結、小便發黃症狀的患者不宜食用辛辣食物。

吃飯看電視消化不良

很多人都習慣邊用餐邊看電視，這種「愜意、休閒」的生活方式，對胃並不太好。人體內的血液量是固定的，會按照不同比例分配到身體各部位。當身體內某個臟器開始工作，**心臟會根據「多勞多得」原則對血液進行暫時性分配**。

看電視的時候，大腦處於工作狀態，需要更多血液支援腦部運轉。這個時候用餐，大量食物進入胃內，也會需要很多血液來維持正常的消化、吸收。人體內血液總量有限，胃部和大腦同時需要更多血液，就會出現供血不足的狀態。胃部沒有得到充足的血液供應就會降低胃蠕動，引起消化不良。

早餐養胃

食物中的營養成分經過一晚後已被消耗殆盡。早上時，胃裡積蓄了大量的胃酸，如果不吃早餐就去工作，會因長時間沒有食物消耗胃酸，導致胃酸刺激胃黏膜，引發胃炎、胃潰瘍等病症。所以養胃要從吃早餐開始。

胃腸的消化吸收功能在夜間是處於「半休眠」狀態，因此正確的養胃方法是，早上起來後，先飲用一杯溫熱的白開水，既幫助身體補充夜間流失的水分，也有助排出體內的廢物，還能「喚醒」胃，適當稀釋胃酸。

早餐可以選擇吃一些容易消化、不刺激、營養豐富的食物，比如能中和胃酸的牛奶、營養豐富的雞蛋、可以平衡身體酸鹼度的饅頭和豆漿等，但是不宜喝濃茶、濃咖啡或是進食大量肉類等油膩的高脂肪食品。

維生素C可預防胃癌

單調的飲食結構會造成營養失衡，使胃部癌症細胞趁機「發威」。要改善這一情況，只需多補充維生素C即可。

亞硝基化合物是導致胃癌的致病因數，而維生素C則可以阻止它的形成。含有維生素C的食物有奇異果、橘子、青菜等，可以多吃以預防亞硝基化合物快速合成，預防胃癌。

維生素A可降低胃癌發病率

維生素A的化學名為視黃醇，是人類發現的第一種維生素，也是人體必需的營養素。維生素A能促進人體發育，有助於治療各種眼疾。而最新研究發現，維生素A還能夠有效降低胃癌的發病率。

維生素A在人體內能夠通過控制細胞增殖來影響和控制胃部的致癌細胞，從而起到降低胃癌發病的作用。同時，在胃癌患者的藥物治療過程中，維生素A可以改變癌細胞膜的通透性，幫助抗癌藥物進入癌細胞。

維生素A包含A_1和A_2。維生素A_1只存在於動物內臟中，維生素A_2則是胡蘿蔔素在體內轉變而成。食用豬肝、雞蛋等富含維生素A_1的食物可以增加維生素A的攝取量，也可以食用富含胡蘿蔔素的胡蘿蔔、菠菜等食物來生成維生素A_2，提高體內維生素A含量。

過晚用餐易致胃病

現代人因為工作繁忙，晚餐時間經常被推移，而且還有些人習慣在夜間食用宵夜。不管是晚餐時間過晚，還是夜間食用宵夜，都是不健康的生活習慣。長此以往，容易引發胃炎、胃潰瘍等疾病。

胃黏膜的上皮細胞壽命很短，每兩到三日就會在夜間進行再生，修復胃黏膜的損傷。如果在胃黏膜細胞再生的時間用餐，將無法修復胃黏膜的損傷。

另外，過晚用餐會使食物囤積在胃內，促使胃液分泌增多，損傷胃黏膜。如此一來，胃黏膜長期得不到有效地修復，還頻繁被刺激，加重損傷創面。一般人吃宵夜常以速食為主，有些速食中含有一定的致癌物質，會增加罹患胃癌的機率。

晚飯時間在下午五點到七點最佳，夜間也最好不要食用宵夜。

年長者不適合太早吃早餐

很多年長者都會在早上五、六點鐘就起床，用過早餐後就出門運動，這正是導致很多老年人罹患胃病的原因之一。

人體器官在白天辛苦工作後，會在夜間進入休息狀態。而胃部的消化系統在人體進入睡眠狀態後工作一段時間才進入休息期。這是因為夜間胃內還殘留著食物，消化系統會消化、吸收掉這部分食物後才能休息。早上太早起床進食，消化系統將再次進入工作狀態，加重胃部的消化負擔。

年長者的早餐時間，宜選在八點半到九點之間。同時，早上起床前，應先平靜地躺上十幾分鐘後再起床喝杯溫熱白水，清理掉胃中垃圾後方可進食。

暴飲暴食

暴食指在短時間內進食大量食物。在饑餓狀態下暴食，會引發「急性胃擴張」。人的胃容量約為五百毫升。在饑餓狀態下，胃會收縮，容量僅為五十毫升左右。如果在饑餓狀態下突然攝入大量食物，會導致胃壁平滑肌瞬間被牽拉過度，降低其回縮能力。平滑肌回縮能力降低或暫時喪失，會導致胃壁麻痹，造成胃部無法正常蠕動。大量食物堆積在胃內，胃卻沒有辦法正常運作，就會出現胃脹、胃痛、噁心、嘔吐等胃部不適，引發「急性胃擴張」。

饑餓時的胃痛

會在饑餓時感到胃痛、有燒灼感，但稍微吃些東西後，胃痛症狀就會馬上緩解。其實，這種饑餓性胃痛是十二指腸潰瘍。

罹患十二指腸潰瘍的患者，經常在飯前發作胃痛，半夜也常因胃部空虛而疼痛。饑餓時，胃內分泌大量胃液，但沒有食物與其混合，致使十二指腸發生潰瘍，引起「胃痛」。此時如果使用制酸劑，可中和胃內的胃酸，減輕對潰瘍面的刺激，緩解胃痛等不適症狀。

如患者經常胃痛且必須吃東西才能緩解時，就可能是罹患了十二指腸潰瘍。

飯後散步引起胃脹

民間流傳著一句話：「飯後百步走，能活九十九」，因此許多人經常在飯後散步。其實，這種說法毫無科學依據。

飯後大量食物進入胃部，在消化、吸收食物的過程中，需要大量血液和能量來輔助完成這項巨大的「工程」。於是，身體會調配大量血液到胃部支援。

飯後散步會增加人體的活動量，使大量血液消耗在肢體運動上，從而導致胃部供血不足。飯後散步易使胃蠕動減緩，導致胃功能紊亂，甚至引發胃脹、消化不良、胃痛等症狀。

唱歌加重消化負擔

年輕人聚會經常都是吃飽後去KTV唱歌，這種做法其實非常傷胃。從現代醫學角度來看，大量進食後，胃部容量及血液分布量增大，胃壁會隨之變薄。而唱歌會使隔膜下移，加重腹腔壓力，引起消化不良等胃部不適症。

在唱歌時，經常會搭配大豆的飲料酒精或零食，而這些飲料和食物都會更進一步加重胃部的消化負擔。

飯後水果的正確吃法

用正餐時，大量食物進入胃部，需要經過一到兩個小時的消化才能被吸收。飯後馬上吃水果，只會讓水果堆積在胃部，加重胃部消化負擔。

雖然說飯後水果容易加重胃部負擔，但若選擇適量利於消化的水果，對身體則是有益的。鳳梨獨有的蛋白酶可以提高胃部對食物的消化；而木瓜同樣也有幫助消化的作用。同時也要注意不能空腹吃水果，**空腹狀態下，食用水果容易使水果中所含的鞣酸與胃酸發生作用**，生成不容易消化的物質，所以水果不宜在飯前食用。另外，過量食用粗纖維食物、黏稠食物也是引起胃結石的原因。

冷熱混吃易得胃病

現在很多人都習慣熱食配冷飲，但這種飲食習慣對胃傷害很大。

胃部是通過胃壁平滑肌進行擴張和回縮運動而產生蠕動。冷熱食物混雜進入胃部，會使胃壁平滑肌因受刺激而頻繁地大力擴張和回縮，進而使平滑肌降低或暫時失去彈性。平滑肌喪失彈性會使胃壁無法正常蠕動。如果經常這樣，會造成胃部動力障礙，引起消化不良等胃部不適症狀。

同時，冷熱食物混用會對胃黏膜產生強烈刺激，引起胃部消化功能失調，造成食欲不振、胃痛。

空腹不可喝牛奶

牛奶富含大量蛋白質、乳脂肪、脂溶性維生素等。牛奶中所含的酪蛋白，能中和稀釋胃酸，在胃黏膜表面形成一層保護膜，延長胃的排空時間。因此牛奶可說是胃病患者的理想食物。

但注意不能空腹飲用，尤其是在早晨。空腹喝牛奶，會讓當中蛋白質來不及被吸收。建議先吃一些米飯、麵包、饅頭等澱粉含量較高的食物，以讓牛奶在胃裡停留久點，使蛋白質被充分吸收。

要注意的是，蛋白質在胃內被消化後會產生促進胃酸分泌的物質。牛奶雖然能幫助保護胃黏膜，有利於潰瘍癒合，但是不宜過量。尤其在服用制酸劑的患者不宜喝牛奶。

隔夜飯致胃病

米飯的主要成分澱粉被加熱到六十度以上時會逐漸變成糊狀，這個過程被稱做「糊化」。

澱粉「糊化」後，才能在進入人體時，讓胃部消化酶對其進行水解，吸收有益成分。

當澱粉經過糊化後再次冷卻下來，澱粉分子的水分被排出，將會重新排列分子結構。因此不管如何加熱，也沒有辦法恢復「糊化」後的分子結構，進而造成胃部消化困難。

吃加熱的飯菜既不能吸收足夠的營養成分，還總是讓胃「辛勞」。積勞成疾，罹患消化不良、胃炎、胃潰瘍等疾病的機率自然增加。

無菌蔬果導致胃免疫力低下

現在超市裡有很多主打溫室無菌種植招牌的蔬果，認為無菌蔬果可以健胃，減少患胃病的機率，但其實這是錯誤的觀點。

絕大部分兒童正是因為長期食用這些無菌蔬果而患上胃病。因為現在的兒童多處在家長的嚴密保護下，在日常生活中接觸細菌的機會大為減少，導致免疫系統的抵抗力下降。同時，兒童日常食用的無菌種植果蔬，其本身細菌含量也很低，使腸胃缺少抵抗病毒細菌入侵的鍛鍊，導致身體抵抗力下降。而抵抗力過低，就更容易患上胃病。

排毒不養胃

近幾年流行排毒養胃。此說法認為，在胃的運作過程中食物殘渣積存在胃內繁衍腐敗，生成大量有毒物質，細胞代謝也會產生很多廢物。這些「毒素」和廢物大量積壓在胃部，會嚴重影響胃部的正常工作。因此對胃進行「排毒」，可以幫助胃清除「毒素」和廢物，打造一個健康的環境。

但事實上，市面上用於排毒的藥物，大多都是致瀉的。致瀉藥物雖然可以讓胃部排出部分毒素和廢物，但長期使用會刺激胃黏膜，影響胃蠕動，導致胃部消化功能障礙。

排毒應根據個人體質進行，不宜長期過度排毒。規律健康的生活方式，也有一定的排毒作用。多喝水，確保睡眠充足，保持愉快的心情，加上適當的運動，就能有效減少胃部毒素。

盲目進補累壞胃

中醫有「冬令進補」的說法。冬天是修養期，體力消耗減少。這個時候進補能使藥物發揮更大功效。

進補不宜盲目，錯誤的進補只會引發胃出血，帶給身體更大傷害。滋補品的特性不同，應依個人體質選擇補品。如有腹脹、食欲不振等症狀的患者，應在病症消失後再進補。

同時，也要注意不能進補過度。尤其是脾胃虛弱的人，過度進補只會加重胃腸負擔，嚴重的話甚至會引發胃出血。

控制鹽分，遠離胃炎

鹽是生活中不可或缺的調味品。中醫認為，低濃度的鹽水對人體有益，但若是鹽分含量過高的湯，則對人體有害。

長期攝取過量的鹽分，會引發高血壓、心臟病和中風。除此之外，鹽分攝入過量，會減少胃液分泌，抑制前列腺素E_2發揮作用，降低胃黏膜的抵抗能力。鹽分的滲透性很強，會對抵抗力差的胃黏膜造成慢性充血、水腫、糜爛，引發胃炎、胃潰瘍等症。

因此要盡量少食用高鹽食物，如火腿、香腸、醃肉、速食等。購買食品時，注意食品的含鹽量。

緩解胃酸過多

大多數的胃病根源都在於胃酸過多。如何將胃酸控制在正常範圍內，是預防胃病的重要課題。

- 一日三餐定食定量。
- 進食細嚼慢嚥。
- 保持充足睡眠。
- 少碰碳酸飲料及辛辣食物。辛辣刺激食物進入人體胃部後，會刺激胃黏膜，增強胃酸分泌，同時還會刺激食道下括約肌放鬆，導致胃食道逆流。
- 避免食用高脂肪食物。大量脂肪會延緩胃排空，引起胃部消化系統紊亂。烹調食物宜選用煮、燉的方式。

• 多吃含有維生素和蛋白質的食物。蛋白質可以刺激胃液分泌，保護胃黏膜。

二、養胃的飲食

不會「養」胃是造成胃病的主因。不健康的飲食方式、經常吃一些刺激性的食物，使胃長期處於過度疲勞狀態，久了自然引發胃病。本節的主要內容就是教大家吃什麼最養胃。

吃魚暖胃

魚中含有葉酸、維生素、鐵、鎂等營養元素，是低脂肪、高蛋白的食物，被中醫古籍載為暖胃佳品，長久以來深受人們喜愛。

魚中含有豐富的**不飽和脂肪酸，能減輕胃部炎症，延緩癌症細胞擴散**。胃炎、胃潰瘍、胃癌患者宜每週進食兩到三次。

常見的魚，如鰱魚、白帶魚、鱅魚等，都有暖胃功效，尤其適合冬日進食。魚的烹調方法多樣，如燒烤、煎炸、清蒸等。不管選擇哪一種烹調手法，都不宜將魚做得太老，以免流失其中的營養成分。

鯽魚開胃

表淺性胃炎屬於初期的胃黏膜病變，同時也是最為常見且多發的病症，可以多食用肉質細嫩、營養豐富的鯽魚來防治。

鯽魚性甘、味微溫，具有利水消腫、開胃、溫胃進食、解毒的功效，適用於脾胃虛弱、氣血虛弱、胃潰瘍等病症。在食用鯽魚時，要注意它與雞肉、豬肝、鹿肉、大蒜、芥菜等食物相剋，也不宜與蜂蜜、砂糖、麥冬等同食，感冒發熱的時候也要少食鯽魚。

糯米鯽魚湯防胃炎

除了鯽魚，**糯米**也能防治胃病，糯米鯽魚湯就是一道簡單又能防治胃炎的佳餚。糯米含有豐富的維生素B群。中醫認為，糯米性甘味溫，入胃經，有健脾暖胃的功效。

鯽魚含有大量蛋白質，與糯米同是性甘味溫的食物，兩者一起煮湯有辛溫解表、通陽散寒和胃補虛之功效。

糯米鯽魚湯的做法很簡單，在鍋內注入適量的清水，放入糯米和宰洗乾淨的鯽魚，用大火燒至沸騰後，改用小火慢慢煨燉到爛熟。再加入少量的生薑、蔥白碎末，用大火煮沸五分鐘，接著調入適量的藕粉和鹽調味。待湯汁濃稠即可起鍋。

每天服用一到兩小碗的糯米鯽魚湯，連續服用一個星期，可有效防治胃炎。

高麗菜治胃痛

據《千金食治》記載，**高麗菜**性平、味甘，歸胃經，有健脾養胃、行氣止痛的功效，主治脾胃不和、脘腹脹滿、胃部疼痛等。

高麗菜含有維生素U、C、K_1、葉酸、纖維素、胡蘿蔔素和各種礦物質。其中的**維生素U被稱為「潰瘍癒合因數」**，能促進黏蛋白分泌並加速潰瘍傷口癒合。

高麗菜內含的維生素C比番茄等蔬菜含量高出三倍，維生素U在綠色蔬菜中則位居首位，是世界衛生組織推薦的最佳食物之一。常吃高麗菜能增進食欲、促進消化，有效提高人體免疫力、保護胃腸黏膜、保持胃部細胞活躍、緩解胃部疼痛、治療胃潰瘍和十二指腸潰瘍。此外，飴糖味甘，入胃經，補虛冷，益氣力。利用高麗菜和飴糖（麥芽糖）製作的湯飲能有效治療胃痛。

先將高麗菜洗淨、切碎後榨汁，去渣後煮至沸騰，調入適量飴糖即可製成高麗菜飴糖飲。每日飲用兩次高麗菜飴糖飲，連續飲用半個月到一個月，就能有效治療胃潰瘍引起的脘腹疼痛。要注意的是，高麗菜容易引起脹氣，腹脹者不宜食用。

沙棘油預防胃潰瘍復發

酸甜的**沙棘**含有維生素、脂肪酸等多種營養成分，能健脾養胃。沙棘果油具有很高的藥用價值，是輔助治療胃炎、胃潰瘍等病症的良藥。它能在胃內形成一層保護膜，有效保護胃黏膜抵抗病菌和胃酸的傷害。

經研究發現，沙棘油含有大量的維生素A、E和黃酮，可以幫助胃部抵抗傷害、修復胃黏膜，避免胃潰瘍復發。另外，沙棘油可以增強人體免疫功能，還有清除自由基、抗炎生肌、促進組織細胞再生的作用，腸胃不好的人尤為適用。

鮮百合養胃餐

野百合味甘、微苦，性平，是常見的中藥之一，無論鮮食乾用都有很好的療效。

新鮮百合含有黏液質和多種維生素、生物鹼，有清熱潤燥、安神養胃的功效。適用於治療胃痛、萎縮性胃炎、慢性胃炎、胃潰瘍等症。

鮮百合洗淨後用鹽攪拌均勻，並再沖洗一次。澆上一點醋，再洗一次後方可徹底去除百合的苦味。牛腰肉用蛋清、太白粉、料酒、鹽等拌勻。在鍋內加入蔥薑爆香後放牛肉炒至快熟後再加入百合一同炒熟。百合炒牛肉，能滋陰潤燥、增進食欲，是養胃佳餚。

鍋內加適量清水，放入洗淨的陳皮、鮮百合、瘦肉和切成小塊的哈密瓜（去皮及籽）。大火煮半小時，再改用小火慢熬兩小時，加鹽調味出鍋，就是具有養胃功效的哈密瓜百合瘦肉湯。

洗淨鮮百合、山藥、薏苡仁、白米，加入十幾顆紅棗同熬成粥。每日服食兩次，能有效滋陰養胃，治療胃脘疼痛。

番茄預防胃癌

番茄含有豐富的維生素C、胡蘿蔔素、蛋白質、有機酸等營養物質。維生素C可以有效提高胃部癌變的抵抗力；蘋果酸、檸檬酸等有機酸能夠增強胃酸，幫助胃部提高消化能力，調整胃部功能。

另外，番茄內富含的番茄素，還能有效抑制胃內細菌滋生，提高胃部抵抗力。生吃番茄可以補充維生素C，熟吃則能補充抗氧化劑。

豆類抗胃虛

豆類味甘性平，具有和中益氣、健脾化濕的功效。豆類含有豐富的優質蛋白、不飽和脂肪酸、礦物質和維生素，對脾胃虛弱的人來說是益品。

此外，豆類食品還含有大量對胃腸有益的纖維素，可以清潔消化壁、刺激胃腸道蠕動、增強胃腸消化功能，同時，這些纖維素還能延緩胃排空、減輕胃的負擔、稀釋和加速食物中一些有毒物質的排出，從而達到保護胃腸的作用。

治胃炎的豆類

扁豆味甘、性溫，營養成分高，含有大量蛋白質、脂肪、鈣、纖維素等，尤其是B群維生素的含量特別豐富，適宜夏秋季節食用，對於治療脾胃虛弱引起的飲食減少、腹瀉、嘔吐及夏日暑熱頭痛、噁心、煩躁等症狀很有療效。

豆角含有豐富的蛋白質和維生素B、C而被稱為蔬菜中的肉類。豆角健脾、和胃，能消除胸膈脹滿（胸膈脹滿會引起打嗝），防治嘔吐、腹瀉、急性腸胃炎。

有些人在食用豆類食物後會產生腸道排氣（俗稱放屁）的情況，這是豆類浸泡時間不夠所致。食用豆類以前，一定要將這些豆子充分浸泡或是焯水*。豆類都含有植物凝集素和容易引發溶血症的皂素，所以一定要煮熟後食用，以避免出現頭痛、頭昏、噁心、嘔吐等中毒反應。

*註：類似於「汆燙」，但依食材特性分為冷水下鍋或熱水下鍋。

養胃的猴頭菇

猴頭菇含有豐富的不飽和脂肪酸、多醣體、多種胺基酸、多肽類及脂肪物質，有健胃、幫助消化的功效，可以用於輔助治療胃炎、胃潰瘍等症。

猴頭菇可以有效提高胃部免疫力，增強胃部抵抗病菌的能力，所含多醣體和胺基酸可以增強消化食物的能力；多醣體和多肽類能有效抑制胃部致癌細胞中的遺傳物質合成。

猴頭菇味道鮮美，適合與雞肉一起煲湯，有增強補益的作用，也可以跟豬肝一起煮湯，養胃效果絕佳。猴頭菇需煮至軟爛，才能讓人體充分吸收其營養成分。但黴爛變質的猴頭菇容易導致中毒，不宜食用。

蓮藕養胃

藕含有豐富的營養成分，有養陰潤燥的功效。

蓮藕可生吃和熟吃。生藕與熟藕有不同的藥理價值。中醫認為，生藕性涼，具有清熱涼血的作用；而熟藕性溫，味甘，入胃經，有養胃滋陰、健脾益氣之功效。在乾燥的冬季，胃部抵抗力不夠，最適合吃燉藕來養胃。

另外，胃病患者宜食用藕湯。將藕燉成紅色時的健胃作用是最強的。將藕切丁，與馬鈴薯和小米一起熬粥喝，能夠增強胃動力，補益胃部，並預防感冒。

馬鈴薯健胃

馬鈴薯是全球五大農作物之一，含有大量易於人體消化的營養成分，以及健胃的功效。中醫認為，馬鈴薯性平味甘，歸胃經，能和胃調中，治療胃炎、胃潰瘍等疾病。

馬鈴薯含有大量澱粉、蛋白質和各種維生素，能促進胃對食物的消化。馬鈴薯進入胃內後，可以調節胃內酸鹼度平衡，起到保護胃黏膜的作用。胃病患者可食用馬鈴薯蜂蜜膏，輔助治療胃病。將新鮮的馬鈴薯洗淨後搗爛，用紗布包住，擠出汁液。馬鈴薯汁放入鍋內煮沸，慢熬到濃稠的時候，加入蜂蜜攪拌均勻，改小火慢慢煎成膏狀。冷卻後，每日空腹食用兩次，每次一湯匙。

健脾胃的馬鈴薯汁

前面提到，馬鈴薯可以健脾和胃、消炎散結。但是很少有人知道生馬鈴薯汁對胃炎、胃潰瘍也有很好的輔助療效。生馬鈴薯汁中含有大量有特殊保護作用的黏液蛋白，可保持血管彈性，有利於胃部潰瘍的康復。另外，生馬鈴薯汁內還含有大量澱粉、維生素B群和微量元素，對於保護胃黏膜，防治潰瘍面擴大有很大的幫助。

生馬鈴薯汁榨出來後應馬上飲用，不宜存放，但胃腸功能不完善的兒童應慎飲。喝完生馬鈴薯汁後，最好過半小時再進餐，以免胃液被稀釋，對消化造成不利影響。此外，馬鈴薯中的一種生物鹼有輕微毒性，不宜過多攝入。

大蒜防胃癌

大蒜含有豐富的有機鍺、硒、胺基酸、礦物質等營養物質，具有抑菌、殺菌、預防胃癌的作用。

大蒜是天然植物裡抗菌能力最強的食物，進入胃部後，能有效殺死幽門螺旋桿菌。所含的硒在體內能發揮抗氧化作用，保護胃黏膜，增強胃部抗病能力。大蒜中有機鍺的含量最為豐富，它能刺激人體產生抗癌干擾素，並且幫助人體修復受損的免疫系統，有利於控制胃癌病情。

另外，大蒜辛溫，對胃有一定刺激作用，不宜一次食用過多，更不能空腹食用。每日生吃兩到四瓣大蒜，可達防胃癌的作用。

丁香花緩解嘔吐

根據《開寶本草》記載，**丁香**味辛，性溫，入胃經，有溫胃、降逆的功效。中醫認為，甘辛的丁香花可以有效緩解脾胃虛弱患者的嘔吐、食積不化等症狀。需要注意的是，觀賞型丁香花和入藥的丁香花不同，食用型丁香花要到中藥店購買。

丁香桂雞的做法是將丁香花洗淨，與洗淨的雞肉一同放入鍋中，加適量清水，再添加少許肉桂、蔥、薑，用小火慢熬。熬至雞肉快熟時撈出，鹵熟即可食用。連續食用一段時間後，即可散寒暖胃，緩解患者嘔吐症狀。

梔子花緩解胃酸

每年五～八月是**梔子花**飄香的季節，梔子花不只是觀賞用，入菜更是一味能緩解胃熱、胃食道逆流的良藥。

梔子花臘肉可緩解胃酸患者不適症狀，做法為將薑絲和蔥花爆香後，再將梔子花、臘肉、香菇，放入鍋內同炒，加入適量的調味品，熟後出鍋。持續服用即可有效緩解胃熱胃食道逆流。

梔子花性寒，味甘苦，有清熱養胃的功效。梔子花入菜，除了可做梔子花炒臘肉，還能做成其他具有藥用功效的菜肴，像梔子蛋花湯。此湯能緩解胃熱口臭症，可起到清熱養胃的功效。若將梔子花與小竹筍同炒食用，則有健脾開胃的功效。

扁豆花治脾胃虛弱

春天時肝氣過旺，容易導致脾胃虛弱。這時候可食用性味甘平的**扁豆花**，能有效健脾開胃，並減輕腹瀉等脾胃虛弱症狀。

扁豆花粥是一道養胃粥，做法為取芡實（雞頭蓮）和白米適量，加清水熬粥，等粥快熟時放入扁豆花，改用小火煮幾分鐘，即成扁豆花粥。這道粥適宜春日作為早餐食用。每日食用即可達到化濕止瀉，增強胃部消化、吸收功能，並增進食欲。

厚朴花緩解胃痛

厚朴花性苦味溫，入胃經，能化濕理氣，是治療和緩解胃虛寒型胃痛的良藥。

厚朴花烏骨雞湯可有效緩解脾胃虛寒引發的胃痛，做法為將烏骨雞洗淨後放入鍋中，加適量枸杞、竹筍、火腿等同燉。至肉爛後放入厚樸花，煮沸幾分鐘，加適量調味品佐味即成。

保護胃黏膜的山藥

山藥含有蛋白質、維生素、無機鹽、微量元素等營養成分。其中澱粉酶、多酚氧化酶等能幫助胃腸消化，獨有的黏蛋白能滋潤胃黏膜，保護胃壁。

山藥桂圓紅棗湯是健胃、補氣血的飲品之一。將紅棗泡軟，山藥去皮洗淨切成小塊，加清水燒開。待至山藥煮軟，加入適量的桂圓肉繼續煮，等桂圓肉煮散後，放入適量砂糖調味即可。另外，生山藥含有少量毒素，不宜生吃，可燉湯、蒸煮食用。同時，山藥有收澀的作用，便祕和大便乾結者不宜多吃。山藥不可與碳酸氫鈉、氧化鎂、胃舒平等鹼性藥物同食。

桑葚補腎養胃

桑葚性味甘酸、微寒，具有滋陰除燥、美容養顏的功效，可起到補腎養胃、潤腸通便的作用。

桑葚含有蛋白質、多種胺基酸、葡萄糖、果糖、胡蘿蔔素、纖維素等營養成分。適量食用桑葚能刺激胃黏膜、促進胃液分泌、增強胃腸蠕動，因此被列為養胃食品之一。

桑葚可以直接洗淨後食用，也可以將桑葚粒或桑葚汁調入煮好的米粥、麥片粥等白味粥裡食用。但桑葚中的鞣酸會阻礙鐵和鈣的吸收，不宜多食。

甘薯提高消化能力

《本草綱目》中記載，**甘薯**性平、味甘，有補虛乏，益氣力，健脾胃，強腎陰的功效。營養學家認為，甘薯含有澱粉、膳食纖維、胡蘿蔔素、亞油酸、大量維生素和多種礦物質，是營養均衡的保健食品。

甘薯裡所含的大量纖維素和果膠，能夠刺激胃液分泌，增強胃蠕動，提高胃部消化能力。同時，胡蘿蔔素可以促進胃部上皮細胞的成長，抑制上皮細胞的異常分化，消除會誘發癌症的活性氧，阻止致癌物質與細胞核內的蛋白質結合，增強胃部免疫力。但甘薯含糖較多，不宜一次性食用太多，以免刺激胃液分泌，導致胃酸過多。

胡蘿蔔提升胃部抵抗力

胡蘿蔔營養豐富，含有大量胡蘿蔔素、維生素C、蛋白質、礦物質和揮發油等。胡蘿蔔性平、味甘，有健脾和胃的功效，適用於有胃腸不適症的患者服用。胡蘿蔔豐富的胡蘿蔔素能增強胃壁細胞活力，維持胃黏膜層的完整，達到增強胃部抵抗力，預防胃炎、胃潰瘍等症的目的。

脾胃氣虛者，可以取胡蘿蔔適量，與生魚、豬瘦肉、大棗、陳皮同燉。不只可以有效改善脾胃氣虛，還能增強胃部抵抗力。胡蘿蔔分為紅、黃兩色，其中黃色的營養價值更高。可以用炒、燒、涼拌等方法入菜。烹調過程中，加醋會導致胡蘿蔔素流失，應儘量少用或不用醋。同時，一次性攝入大量胡蘿蔔素會令皮膚色素產生變化，所以要酌量食用。

香蕉防治胃潰瘍

香蕉性味甘寒，具有清熱涼血、解毒潤腸的功效。香蕉含有能夠刺激胃黏膜細胞生長的營養元素，可保護潰瘍創面不受胃酸侵蝕，並有效預防胃潰瘍。

香蕉皮中含有蕉皮素，具有抑制真菌的作用，可用於治療腳氣病。但香蕉含有大量的鉀，患泌尿系統疾病者不宜多食。

鳳梨緩解消化不良

鳳梨含有大量果糖、葡萄糖、蛋白質等營養物質，其特有的蛋白酶，可提高胃對食物的消化及吸收功能。同時，鳳梨還內含的大量的纖維素，可以治療便祕。

消化不良者在飯後適量食用鳳梨，就能有效緩解不適症狀。食用鳳梨前應將果皮和果刺徹底除盡，將果肉切塊，放入稀鹽水或糖水中浸漬，可以清除苷類物質，避免麻舌。

鳳梨不宜和牛奶、雞蛋等蛋白質豐富的食物同食。蘿蔔與鳳梨同食，會產生抑制甲狀腺功能的物質，也要避免。

柳丁防胃癌

柳丁屬於柑橘類水果，含有極高的維生素C和多種植物化學物質、黃酮類物質、類胡蘿蔔素等。吃新鮮柳丁，可以幫助人體預防胃癌。

柳丁的維生素C在胃裡會阻斷亞硝基化合物的合成，達到預防胃癌的作用；類胡蘿蔔素能夠抗氧化、強化胃部免疫系統；黃酮類物質可以抵抗胃部炎症、抑制胃裡腫瘤細胞的生長。

另外，空腹狀態下食用大量柳丁會刺激胃，引起胃部不適大約每日一顆即可。食用過多柳丁，會攝取過量纖維，容易出現胃痛和腹瀉。有些人會選擇橙汁飲料，但柳丁在加工成為橙汁的過程中，果膠和膳食纖維幾乎消失殆盡，而維生素C、黃酮類物質、類胡蘿蔔素等的含量也會大幅度降低。

山楂助胃消化

山楂含有多種維生素、山楂酸、檸檬酸、蛋白質、糖和各種礦物質。山楂內的胡蘿蔔素、維生素C和黃酮類物質可以減少自由基的生成，增強胃部免疫力。

山楂中的解脂酶能有效促進脂肪類食物的消化，也可以幫助減輕胃部負擔。

生山楂含有鞣酸，容易和胃酸作用生成「胃石」，引起胃潰瘍、胃穿孔。因此，山楂一定要煮熟後食用，更不宜空腹食用。空腹狀態下食用山楂會刺激胃酸分泌，加重對胃黏膜的刺激，引起胃食道逆流、胃痛。

木瓜增強消化力

木瓜含有木瓜酵素，能幫助胃對蛋白質進行消化與吸收。木瓜中所含的木瓜蛋白酶，可以將脂肪分解為人體重要能源之一的脂肪酸，增強胃消化能力。

另外，木瓜性寒，建議在飯後食用，也可有效提高胃消化食物的能力。

預防胃潰瘍的梅子蜜餞

梅子果脯內含有叫丁香樹脂醇的抗酸化物質。丁香樹脂醇能使幽門螺旋桿菌失去活力。幽門螺旋桿菌一旦被丁香樹脂醇抑制活動，就無法再停留在胃內，使患胃炎和胃潰瘍的機率將大幅度降低。

綠萼梅消胃脹

薔薇科的**綠萼梅**又被人稱做白梅花，其性味甘辛、微寒，歸胃經，有生津解鬱、理氣和胃的功效，主治氣滯引發的胃脹。

氣滯引發的胃脹，主要症狀表現為胃部脹痛、悶，打嗝頻頻發作。這時食用綠萼梅能有效紓解肝氣鬱結，減輕胃脘脹痛。具體做法為，取五花肉和綠萼梅各適量，同剁成末。加入鹽等調味品後，捏成丸狀。上蒸鍋蒸熟即可。另外，將綠萼梅與白米熬粥，能治療脾胃虛弱引起的食欲不振。

治療胃炎的檳榔

中醫認為，**檳榔**味苦，性辛、溫，入胃、腸經，有行氣消積、殺蟲的功效。檳榔還能有效殺滅幽門螺旋桿菌，是治療胃炎、胃潰瘍等胃部疾病的良藥。

有些人吃了少量檳榔後會打嗝，或是出現臉紅、胸悶的情況，這些都是正常的反應。需要注意的是，檳榔雖然有殺滅幽門螺旋桿菌、治療胃病的功效，但是不宜多吃。一次性食用大量檳榔會導致昏厥、休克。長期嚼食檳榔，會使牙齒變黑，引起牙周病等口腔疾病。

暖胃祛寒的孜然

「孜然」是一種被廣泛應用的香料，不僅能調香、提味，藥用價值也非常高。根據《普濟方》記載，孜然氣味甘甜，味辛性溫，具有理氣開胃、溫中暖胃的功效，可輔助治療消化不良、胃寒等病症。

胃寒患者主要症狀為胃脘冷痛、反胃、嘔吐清水等，在炒菜或烤肉的時候放一點孜然，就能有效祛除胃寒，減輕胃部不適。

白胡椒治胃脹氣

白胡椒一般被用來當作調味料，但白胡椒還具有藥用價值。它性辛味熱，具有溫中散寒的功效，能有效治療胃寒疼痛。

將白胡椒壓碎後放入碗裡，再加入適量紅糖煮沸，放涼後飲用，能有效減緩胃脹氣。白胡椒的量可根據年齡來判定，每一歲為兩粒，按歲遞加。

白胡椒不宜高溫油炸，應在菜肴將出鍋時放入。吃涼拌菜時也可加入白胡椒，不僅可以起到祛寒作用，還可以預防胃寒症狀。

白及治胃出血

白及對胃出血有很好的治療作用。中醫認為，白及味苦、澀，性寒，歸肺、胃、肝經，有收斂止血、消腫生肌的功效，主治胃中邪氣、內外出血等。

白及塊莖含有黏液質、揮發油和澱粉，煎煮入藥可以有效縮短凝血時間，抑制纖溶作用，能形成人工血栓，可在創傷局部起到良好的止血作用，並且能修補微血管缺損，促進創面的生長和癒合。

胃出血的患者，只需將一〇〇克白及加水浸泡半個小時，用大火煮至沸騰，再改用文火慢熬至稀糊狀，過濾藥汁待用。白及藥汁溫熱後，空腹服用二〇〇毫升左右，一日三次，連服三天。服藥期間宜臥床休息，如果進食則要選擇溫熱。

胃炎——蔓荊子

蔓荊子又稱白背木耳、白背楊，是一味常見的中藥。其性味辛、苦，微寒，用水煎煮後的湯劑或提取液，具有鎮痛消炎、舒張血管的作用。胃炎患者服用蔓荊子湯劑後，可緩解疼痛，有效控制炎症發展。

表淺性胃炎的症狀為晚飯後總是會出現胃脘脹痛的症狀，到淩晨才能緩和下來。此時即可服用蔓荊子湯劑，輔以當歸、白芍、柴胡等中藥進行治療，效果更佳。

保護胃黏膜的植物油

人體內的前列腺素可以調節胃液酸度，刺激胃黏膜形成，對胃黏膜具有保護作用。植物油進入十二指腸即可產生前列腺素，能有效幫助血液維持前列腺素的正常水準，並且防止不同成分的比例失調。可有效起到治療及預防作用。

植物油雖然能幫助保護胃黏膜，但是多吃也不利於胃部健康。植物油更容易被人體吸收，會產生更多熱量，它所含的不飽和脂肪酸攝取過多，會促進膽汁分泌，膽汁酸的代謝產物有致癌作用。

橄欖油殺菌治胃炎

橄欖油是從油橄欖鮮果中經過加工提取出來的果油，含有蛋白質、礦物質、脂肪酸等營養成分。橄欖油不只對心血管有益，還能預防胃炎、胃潰瘍。

橄欖油能有效緩解胃病是因為含有酚類氧化劑，能有效抑制幽門螺旋桿菌的生長。同時還能抑制對抗生素已經產生耐藥性的幽門螺旋桿菌。

春花治胃病

中醫認為，春天盛開的很多花都具有健脾養胃的功效。此時，隨著人體新陳代謝能力增強，胃酸分泌增加，容易誘發胃炎、胃潰瘍等胃部疾病。當春季出現打嗝、胃食道逆流、胃脹等胃部不適症，可以通過服用具有溫胃效果的花類中藥來幫助緩解病痛。

花類都含有丁香油酚，這種物質對幽門螺旋桿菌具有抑制作用。花中含有的橙花醇、橙皮苷對胃有溫和的刺激作用，可以促進胃液分泌，增強胃部消化動力。

中醫認為，鮮花或經過炮製的乾花都可以入藥。炮製入藥的乾花可在中藥店購入；鮮花則要選擇無農藥的。選用花類中藥幫助治療和緩解胃部疾病時，一定要注意對症選藥，有花粉過敏症的患者，則不宜嘗試。

秋季養胃餐——鴨胗

鴨胗即鴨胃。中醫認為，秋天是養陰的季節，適宜食用性味甘平的鴨胗養生。鴨胗含有蛋白質、維生素C、脂肪等多種營養成分，具有增強消化功能的功效。

秋日進補養胃，適宜做薑片鴨胗。做法為洗淨新鮮的鴨胗，放進鍋中，加入適量的薑片、花椒、清水，將鴨胗燉至熟爛，調入鹽、味精出鍋即成。薑片鴨胗食用後能幫助胃部消化，適合消化不良、食欲不振的患者。

米飯護胃

鼠麴草糯米飯。油鍋燒熱後，放入洗淨、切絲的鼠麴草煸炒。加入精鹽，炒至入味後起鍋待用。鍋內加適量清水，將洗淨的糯米和炒過的鼠麴草放入。用大火燒沸後再改用小火煮熟，即成為鹹鮮可口、具有健脾開胃功效的鼠麴草糯米飯。

山藥飯。蓮肉去皮、去心，加水煮爛，然後再放入洗淨切碎的山藥、薏苡仁、扁豆、白米，煮熟後就是一道具有養胃功能的山藥飯。

南瓜飯。先將南瓜去皮切成小碎塊，再洗幾片白菜葉備用。鍋內加水，放入洗淨的白米，煮到水沸騰後，放入南瓜塊和白菜葉。加入適當的油和鹽調味，煮熟後即可。南瓜含有大量果膠，可以保護胃壁；白菜能刺激胃腸蠕動，兩者與米飯同食更具養胃功效。

冬日暖胃餐

冬天氣溫低，胃容易受寒。為了避免胃寒，下面介紹幾種適合冬季養胃的食物。

生薑：生薑溫中散寒，能刺激胃黏膜，促進血液循環。胃酸過多和胃潰瘍患者不宜多食。

核桃：核桃含有磷脂和維生素E，能增強胃部細胞活性，提高胃部抵禦寒冷的能力。

南瓜：南瓜內含大量果膠，可保護胃部黏膜，有補益胃腸、排毒殺菌、消炎止痛的功效。

羊肉：性甘味溫的羊肉可以增加消化酶、保護胃壁，有暖中開胃的功效。

紅糖水：紅糖性溫味甘，煮水食用後能加速胃部血液循環，幫助胃部細胞新陳代謝。

糕點養胃

紅棗丸子：鍋內加入適量清水、白糖、麥芽糖漿煮開，接著放入紅棗泥。用小火熬煮並攪拌至汁水收乾，等待棗泥變成深褐色後關火。加入肉桂粉和蜂蜜，攪拌均勻後放涼。將冷卻的棗泥搓成丸子並塞入一顆松子即可。紅棗含有豐富的纖維素，非常適合胃潰瘍患者食用。

八仙糕：黃耆、白朮、山藥、山楂、茯苓、陳皮、湘蓮末、黨參各五克放入鍋內，加適量清水後煎煮濾汁。在過濾好的藥汁裡加入粳米粉、糯米粉、白糖，攪拌均勻後蒸熟，切成小塊即可食用，具有健脾開胃的作用。

黃芪蝦丸：陳皮、黃芪、山楂、茯苓、山藥、紅棗洗淨後加水煮沸，用小火熬煮至汁液色澤變深，過濾去渣後放涼。蝦肉剁碎，加適當調料和藥汁，攪拌至黏稠成泥。蝦泥搓成丸子後下鍋炸一會兒，瀝乾油後沾上一層蛋液跟麵粉，重新下鍋炸到表面為金黃色即成。黃芪蝦丸可幫助消化，增進食欲，增強胃腸蠕動，對消化性潰瘍有益。

橘紅糕：鮮橘皮十克，剁碎成小顆粒後加適量的糖拌勻。加入麵粉後混勻放入蒸鍋。橘紅糕有健脾理氣的功效，適用於食欲不振、消化不良的患者。

喝湯養胃

湯汁營養豐富且容易消化，尤其是冬日飲湯，可以暖胃、增進食欲、提高身體的耐寒能力和抵抗力。

飯前二十分鐘喝湯，可防止乾硬的食物刺激消化道黏膜。進食過程中，胃液大量分泌會造成體液水分流失。這時緩慢而少量喝湯水，既有利於稀釋和攪拌食物，促進胃腸消化吸收營養成分，又可以補充體液的水分。

胃病患者可在吃飯的時候適量喝湯，但是不宜食用湯泡飯。

喝醋預防胃病

醋是日常生活中必不可少的調味品，對人體也有益。首先，醋能幫助消化、增加食欲、促進胃酸分泌，尤其是年長者，適量飲醋，利於身體健康，可以預防高血壓，緩解疲勞。其次，醋還具有消毒殺菌的功效，尤其適合夏天飲用。

喝醋好處多，但不能空腹喝醋。空腹時喝醋會產生過多胃酸，從而引起胃病。成人每天的食用量在三十克左右，老人、兒童、身體虛弱的人應酌情食用，已患胃病的人則應少用。

養胃粥不宜過量

中醫有「喝粥養胃」的說法，養胃粥更是花樣繁多。喝養胃粥的確有益胃部健康，但也要適量。

養胃粥的含水量較高，這些水分進入胃部後會稀釋胃液，加速胃膨脹，使胃動力減小。食物進入人體，首先是在口腔裡被咀嚼，與唾液進行充分混合後才進入胃腸進行消化。唾液能中和胃酸，修復胃黏膜。可是，穀物經過加水慢慢熬煮後，並不需要咀嚼就能很好的吞咽，這就會降低口腔裡唾液的分泌。唾液分泌減少，胃黏膜就無法得到及時的修復。

胃病患者若經常喝粥，會讓胃長時間處於「不工作」的狀態，胃動力會越來越小，進而削弱消化功能，讓病情更加嚴重。因此，養胃粥在服食過程中也需要注意適量。

三、傷胃食物

除了有養胃護胃的食品，也有不少傷胃的食物。除了辛辣、生冷的食品，是否還有其他該避免的食物呢？

生冷食品致胃寒

許多人認為生食熱量低，營養成分沒有因為加工而流失。在中醫的觀念裡，根據體質不同，偶爾吃生食是可以的，但並不鼓勵過多食用，否則可能會引發胃炎。

長期食用生食會使食物裡的細菌和寄生蟲寄居在人體。另外，生食偏寒，會讓寒性體質的人脾胃虛寒，造成胃部消化、吸收功能紊亂。嚴重者將出現噁心、嘔吐、腹瀉、腹痛、發熱等急慢性胃炎症狀。

另外，因生食而引起胃部畏寒或胃炎的患者可以飲用健胃茶飲。例如用藿香、茯苓、蓮子、紫蘇等熬煮的茶飲，能有效驅寒去濕、和胃健脾。

油炸食品傷害胃黏膜

油炸食品香脆可口，受許多人喜愛，但它同時也是「致病原」。油炸食品如炸雞塊、炸薯條等，富含大量的油脂和高脂肪，在高溫炸製過程中，還會產生出「丙烯醯胺」，對胃腸消化及肝臟都有害。

另外，長期食用油炸食品，會引起噁心嘔吐、胃脹腹瀉等胃部消化不良症，嚴重的還會引發胃炎。因此日常生活中應儘量少食用油炸食品。

糯米影響消化

每到元宵節，免不了吃湯圓，但湯圓是糯米食物，食用後會在胃內停留很長一段時間，影響胃消化。若食用過多，會加重胃部消化負擔。

湯圓包心多數香甜，食用後會刺激胃黏膜，導致胃黏膜創面無法癒合，加重胃炎、胃潰瘍患者的病情。

端午節常吃的粽子也是由糯米製成。一般粽子分為素粽、葷粽、甜粽、鹹粽四類。葷粽和鹹粽的餡料多為火腿、燒鴨、蛋黃等油膩高鹽食物，食用這些粽子後會增加血液黏稠度，高鹽餡料更會刺激胃黏膜，減少胃酸分泌，加重胃部消化食物的負擔。甜粽的餡料多為豆沙、棗泥等糖量極高的食物，大量進食後也會對胃造成負擔。

糯米富含蛋白質、脂肪、維生素B等營養成分，具有溫胃健脾的功效。適當進食糯米對胃部有益，但切記勿過量，而且糯米黏性強，有造成食道阻塞的疑慮。

發酵食品引發胃病

麵包是用小麥粉加入酵母、雞蛋等輔料後，經過加工製作而成的食品，含有豐富的膳食纖維，易於消化，不會給胃腸增加負擔，是理想的早餐選擇。

剛出爐的麵包新鮮，帶著濃郁的奶油香，吃起來也更香甜可口。但是，剛出爐的麵包並不適宜食用。麵包是在烤的過程中進行發酵的食品。剛出爐的麵包仍然處於高溫狀態，酵母還在發揮作用，若這時食用，會增強胃酸分泌，要等到麵包出爐約兩個小時後才可食用，這麵包徹底冷卻，酵母停止作用，二氧化碳已經充分排出，不會對人體造成傷害。

如果想要吃熱麵包，可以將冷麵包放入微波爐適當加熱，或者做成烤麵包片。麵包片烤焦後，表皮會形成一層糊化層，這層物質進入人體後，可以中和胃酸、抑制胃酸分泌，保護胃黏膜。

巧克力加重胃胃食道逆流

巧克力含有豐富的碳水化合物、脂肪、蛋白質和各類礦物質。但是，胃酸過多的患者不宜食用。

巧克力不含纖維素，食用後會增加胃腸負擔，使胃腸不能正常蠕動。同時，巧克力含有會刺激下食道括約肌放鬆的物質，而下食道括約肌放鬆會引起胃液逆流到食道，致使胃酸過多，加重病情。

胃寒不宜吃奇異果

奇異果富含維生素C、鉀、鎂、纖維素、葉酸、胡蘿蔔素、鈣、胺基酸等營養元素，但是對於脾胃差的人，尤其是胃寒患者來說，食用奇異果易導致腸胃不適，故不宜經常食用。

另外，奇異果中維生素C的含量很高，很容易與乳製品中的蛋白質成分產生化學反應，從而影響腸胃吸收消化，出現腹脹腹瀉症狀。因此，奇異果不宜和乳製品同食。

胃炎不宜吃柿子

柿子含有豐富的維生素C和蔗糖、果糖等營養成分。一個柿子裡所含的維生素C能滿足人體每日所需維生素C量的一半，其味甘澀、性寒、無毒，具有健脾生津、清熱去燥的功效。

柿子中大量的鞣酸在進入胃部後，會在胃酸作用下形成大小不等的硬塊。這些硬塊如果堆積過多就會形成胃柿石並在體內慢慢長大，導致疼痛、嘔吐等症狀。

柿子雖然營養成分高，但是不可一次進食太多，更不能在空腹狀態下食用。新鮮柿子皮含有鞣酸多，食用時要剝掉柿子皮。患有胃炎、消化不良等胃病的患者，更需慎食柿子。

西洋蔘

西洋蔘又稱花旗參，含有多種人參皂苷、胺基酸、維生素等營養成分，能夠增強機體抗病能力，具有養胃生津、降血糖等功效。中醫認為，西洋參性寒、味苦微甘，藥性和緩，四季皆可食用。

西洋蔘作為藥物，有其適應證，也有禁忌，並不是真的「百無禁忌」。適當進食西洋蔘可以刺激胃黏膜，幫助增強胃部消化功能。但是患有胃炎、胃潰瘍、消化不良等症的患者，大量食用西洋蔘後會導致腹瀉，反而加重胃部病情。同時，西洋蔘不宜與蘿蔔、茶等一同食用。西洋蔘是補氣的藥物，若與破氣的蘿蔔同時吃，會降低滋補作用；茶含有鞣酸，也會降低西洋蔘的有效成分結合，導致降低營養吸收。

四、飲品養胃

一般談到飲食禁忌，往往會著重在食品。其實酒、水、飲料等日常飲品對胃部的刺激或者保護作用並不亞於食品。本節將詳述喝什麼養胃。另外喜歡飲酒的胃病患者也不需要百分之百遠離酒水。

開胃的果醋

適量飲醋具有開胃、刺激胃酸分泌、幫助消化及消除疲勞、保護胃部健康的作用。

水果醋的主要成分是醋酸，另外含有諸如鉀、鈣、鐵等無機鹽和些許胺基酸、維生素B_1、維生素C等對人體有益的成分。醋酸能開胃、刺激胃酸分泌、幫助消化，同時還能抑制細菌生長，是溫和的抗菌劑。

水果醋原液中的醋酸等含量過高，會刺激胃分泌過多胃酸，傷害胃壁。喝之前一定要進行稀釋，不能直接飲用水果醋原液，更不能空腹喝醋。胃潰瘍、胃酸過多的患者都不適宜喝水果醋。

另外，市面上的醋飲和水果醋都含有大量糖分，攝取過多會導致熱量過盛，每天食用水果醋以不超過二十毫升濃縮汁為佳。

增強胃動力的麥茶

根據《本草綱目》記載，大麥性平味甘，有消食平胃之功效。將大麥製成茶飲用後，能去油膩、健胃益氣。

麥茶含有大量人體所需的微量元素和胺基酸，還有多種維生素、不飽和脂肪酸、蛋白質、膳食纖維等營養物質。長期飲用麥茶，能夠增強胃動力和胃部抵抗力，增強胃部消化、吸收功能，更能有效緩解胃潰瘍引起的胃痛。

蜂蜜降低胃酸濃度

蜂蜜中含有大量的營養成分，可以促進胃部消化、吸收食物，增強食欲，提高免疫力。胃病患者適量飲用蜂蜜，可促進胃潰瘍面的癒合，對胃部疾病具有一定的防治作用。

蜂蜜對胃酸有著制衡作用。胃酸過多、胃潰瘍等疾病的患者，可在飯前一個小時飲用溫熱的蜂蜜水。飯前一個小時飲用蜂蜜水，能抑制胃酸分泌，以免胃酸過多損傷胃黏膜。但需要注意的是，一定要飲用溫熱的蜂蜜水，這樣才能夠幫助稀釋胃液，降低胃酸濃度。

蜂王漿治胃炎

蜂王漿又稱做蜂王乳，提取自工蜂舌腺和上顎分泌的漿液中，含有蛋白質、脂肪、多種維生素、葉酸等營養成分。

蜂王漿可以輔助藥物治療胃炎等多種疾病，內含特有的癸烯酸，可以抵抗輻射，增強癌症患者對放療的耐受性。

胃炎患者只需要每天三次，每次食用一湯勺純蜂王漿，即可幫助改善和治療胃痛、胃脹、噯氣等症狀。同時還能增進食欲，幫助治療營養不良。如果要食用蜂王漿進行保健養胃，宜於每日早晚空腹食用蠶豆大小分量的蜂王漿。

另外，蜂王漿還具有調節機體代謝、免疫的功能。長期服用還能適當改善神經衰弱，減少頭暈、失眠、多夢的症狀。

啤酒花預防胃病

啤酒花又叫蛇麻花、酒花，是啤酒的原料之一。根據《本草綱目》記載，蛇麻花味苦、性涼，有健胃消食、鎮靜安神的功效。

幽門螺旋桿菌會附著在胃壁上，分泌大量毒素刺激胃黏膜，導致發生胃炎、胃潰瘍。啤酒花中所含的啤酒花多酚與幽門螺旋桿菌結合後，可以有效破壞幽門螺旋桿菌附著胃壁的能力，有一定防治胃病的作用。

另外，啤酒花可以鮮用或曬乾使用。選用啤酒花、合歡花各適量，沖泡後做茶飲，可以有效治療消化不良、食欲不振等病症。

喝紅酒防胃病

紅酒是葡萄酒的通稱。每天適當飲用紅酒，可以養顏美容，還能降低罹患胃病的機率。

每天飲用三杯紅酒的人，比滴酒不沾的人，感染幽門螺旋桿菌的機率低十一％。這是因為紅酒有抗菌作用，能夠抑制幽門螺旋桿菌的繁殖。但已經患有胃潰瘍等疾病的患者不宜飲用紅酒。紅酒是刺激性飲料，會促進胃酸的產生，刺激潰瘍創面，加重病情。

急性胃炎應補水

急性胃炎是指胃黏膜急性炎症，主要症狀為噁心嘔吐、胃痛、消化不良等。因為病因簡單，治療不困難，只要進行救護的措施得當，很快就能治癒。

急性胃炎的患者需要經常臥床休息，並在醫師的指導下控制食物的攝取。

急性胃炎患者會大量嘔吐，使身體水分迅速流失，可適當飲用加入少量鹽和糖的白開水以補充水分。需要注意的是，飲水的時候需分多次少量飲用。如果急性胃炎患者嚴重嘔吐、腹瀉，並且出現了脫水現象，要及時去醫院進行治療。

急性胃炎患者治癒後，也要預防復發。暴飲暴食、飲酒吸煙都容易導致胃黏膜再次受傷，轉變為慢性胃炎，導致胃病不愈。

乳製品不一定養胃

市面上的乳製品種類繁多，有優酪乳、純牛奶、乳酸等。大多數人認為牛奶可以養胃，這是一種很片面的看法，不同的胃病患者要喝的牛奶也不同。

牛奶是否可以養胃？要喝全脂還是脫脂？全脂牛奶適合平時容易出現胃酸的人飲用，它有抑制胃酸分泌的作用；而脫脂牛奶則適合消化不好、有萎縮性胃炎的人飲用，可以刺激胃酸分泌。

優酪乳可以增加食欲，利於開胃，但選擇時應注意選用含糖量少的優酪乳。優酪乳可先冰在冰箱一、兩天，此時優酪乳中所含的乳酸菌會充分發酵，可以幫助胃病患者清腸排便。

飲水不當引發胃病

許多人為了解暑會一直喝冷飲。大量冷飲迅速進入胃部，使胃壁肌肉失去彈性，不能蠕動。胃部極度膨脹之後會引發噁心、嘔吐等急性腸胃炎症狀。胃炎患者更容易因喝冷飲而加重病情，引起胃穿孔。

有些人習慣喝大量白開水，但其實很傷身。大量白開水進入胃部會稀釋胃酸，引起胃部不適。同時，過量飲用白開水還會造成體內電解質紊亂，引起水中毒。夏季汗液多，體內大量鹽分隨著汗液被排出體外。適當補充含有鹽分的水溶液，比一味喝水更有益。

碳酸飲料傷胃

碳酸飲料如可樂、雪碧等都含有大量酸性物質、小蘇打和糖分。碳酸飲料進入胃部，酸性物質會增加胃酸分泌，刺激胃黏膜，引起胃食道逆流、打嗝等症狀。尤其是小蘇打，在胃內與胃酸反應後會產生大量的二氧化碳，能沖淡胃液，引起胃擴張，嚴重的還會導致胃破裂。

碳酸飲料開封後，二氧化碳流失就會變成糖水。糖水是滋生細菌的溫床。飲料入胃，大量細菌也跟著進入人體，胃部就會受到嚴重刺激，使胃黏膜損傷，引發胃病。碳酸飲料不宜常飲，尤其是在成長期的兒童。如果要喝碳酸飲料，要注意以下幾點。

不喝太冰的碳酸飲料，不要一口氣喝太多，也不能在吃飽後喝碳酸飲料。在飯後飲用大量碳酸飲料，會加重胃部負擔。另外，開瓶後的碳酸飲料要儘快喝完。

咖啡刺激胃黏膜

咖啡是世界三大飲品之一，有些人認為它會刺激神經，損傷胃黏膜。其實咖啡中含有的營養成分能夠促進胃細胞代謝，增快胃液分泌，增強胃動力，適量飲用對身體有益。

但若長期過量飲用咖啡就會對身體造成損害，尤其是胃部。咖啡中含有大量咖啡因，它會刺激胃黏膜，使胃酸分泌速度加快，從而增加胃酸分泌量，傷害胃黏膜。

正確的飲酒方式

中醫認為酒性溫，味甘、辛，有驅寒和血、溫養脾胃的功效。酒中所含的乙醇可以刺激胃黏膜，加速胃液分泌，促進胃部的消化和吸收。

但是為什麼醫師總說胃病患者要限酒呢？因為患者的胃黏膜處於「病態」中，非常脆弱且經受不住刺激。乙醇刺激胃黏膜分泌胃液，會使受傷的胃黏膜受到胃酸的侵蝕，創傷無法癒合，就會加重病情。

酒對胃的刺激度主要取決於酒內的酒精濃度，可選擇酒精度數較低的酒，對胃的傷害也更小。其中，紅葡萄酒是相對安全的。不過，不管是什麼酒，**每日飲用量都不宜超過四十五毫升**。

另外，飲酒時段也有限定。最好選擇在下午三點到五點。空腹、睡前、感冒都不宜飲酒。飲酒的同時**搭配含有高蛋白、維生素的新鮮食物**可降低酒液對胃的刺激。

酒後喝茶易傷胃

許多人習慣喝茶解酒。其實，在大量飲酒後再喝茶水，不但不能解酒，反而傷胃。酒精辛熱刺激，進入人體後會促進胃酸大量分泌，而茶內所含的大量咖啡因、茶鹼都會刺激胃黏膜，同時使胃部微血管擴張，加速酒精吸收速度。因此酒後飲茶更傷胃。

飯後不喝濃茶

有些人習慣在飯後飲用大量濃茶，認為可以去油解膩。

進食後，大量食物堆積在胃內進行消化，此刻胃液為了消化食物，分泌加快，濃度變高。濃茶在這時進入胃部會沖淡胃液，降低胃部消化能力。同時，濃茶中含有大量鞣酸，這種物質進入胃部後，會跟食物中的蛋白質結合生成不易消化的沉澱物，飯後飲用濃茶，不僅影響蛋白質的吸收，還會加重胃部的負擔。

濃茶不僅在飯後飲用傷胃，平時飲用也會對胃部造成傷害。濃茶屬於鹼性，容易造成食欲減退，影響胃的正常消化和吸收。若是胃病患者，更不宜飲用濃茶。

新鮮茶葉加重胃炎胃潰瘍

一般都認為新鮮的東西更有營養，例如新鮮的蔬菜、水果、茶葉等。但新鮮並不一定等於營養。一味追求新鮮食物，忽視其中存在的有害物質，反而會對身體造成傷害。比如長時間飲用新茶，就會引發腹脹、腹瀉等胃部不適。

新茶是指採摘下來還不到一個月的茶葉。有些人認為新茶口感和色澤好於陳茶，但經常飲用新茶會傷胃。新茶放置時間不夠久，使多酚類等物質來不及被氧化。未經氧化的多酚類物質對胃黏膜有著很強的刺激作用，會引起胃痛、腹脹等疾病。胃炎、胃潰瘍患者飲用新茶則會加重病情。

五、養胃食譜

前幾節的內容中，講述了胃病患者的飲食禁忌。接著將介紹養胃飲食的做法。

清燉鯽魚

取鯽魚一條，橘皮十五克，生薑四十克，胡椒一克，吳茱萸二克，黃酒四十克，鹽、蔥、味精適量。先將鯽魚清洗乾淨後，將生薑切片，放在鯽魚身上，然後將其他調味品如橘皮、胡椒、吳茱萸等包在紗布包內填入魚腹中，再加入黃酒、鹽、蔥、水，隔水清蒸三十分鐘左右，待魚熟透後，取出魚腹中的紗布包，調味即可食用。

這道菜具有溫胃止痛的作用，能輔助治療屬虛寒胃痛的胃病患者，對清水腹瀉、腹痛也有良好的治療效果。

菊花鱖魚

鱖魚味甘、性平，具有補氣養血、益脾健胃的功效。適合體質虛弱、脾胃氣虛的人食用。先準備重約七〇〇克的鱖魚一條，冬筍二十克，胡蘿蔔二十克，香菇二十克，青豆仁二十克，雞湯一五〇克，蔥、白糖、太白粉、鹽、醬油、料酒、米醋、味精等適量。

把魚切成段，再切成菊花刀，用料酒、鹽、味精煨好，沾上太白粉後備用。炒鍋上火，待油表面有波紋時放入魚肉，炸至金黃色且形狀如菊花時撈出備用。炒鍋上火，倒入少許油，分別放入冬筍丁、香菇丁、胡蘿蔔、青豆仁、番茄沙司、蔥、薑、蒜等，炒香後再加入料酒、醬油、米醋、白糖、精鹽、雞湯等，待雞湯燒開後勾芡汁，汁液黏稠後澆在魚身上上即可。這道菜有開胃健脾、養血補氣等功效，老胃病患者適宜食用。

參芪燒鯉魚

人參具有生津止渴、補脾養胃、養元補氣等功效；黃芪具有補肝益胃、止汗脫毒等功效，可治脾胃虛弱等病症。參芪燒鯉魚可補中氣、益脾胃，適合慢性胃病患者食用。先準備鮮人參八十克，黃芪片十五克，重約七〇〇克的鯉魚一條，香菇二十五克，調味品適量。

鯉魚*沖洗乾淨；香菇切成兩半加水泡發備用。在魚身兩面斜切十字花刀，取出鮮人參切成薄片備用。

炒鍋上火，倒入油燒至一百六十度時將鯉魚下入鍋中炸成金黃色，倒入黃酒後撈出。炒鍋重新上火放油及白糖，炒成紅色後加入蔥段、大蒜，然後倒入清湯，將炸好的鯉魚放進去，並加入人參片、黃芪片，水沸後改用小火，直至湯汁變濃即可。魚先裝盤備用，黃芪片、人參片、香菇放在鍋裡，稍煮後加入精鹽、味精、醬油等，勾芡後澆在魚上即可食用。

木瓜草魚尾湯

木瓜中含有豐富的木瓜蛋白酶，能促進食物消化吸收，幫助改善消化不良、胃痛等症狀。木瓜中還含有脂肪酶，能將體內脂肪分解為脂肪酸，有利於食物的消化吸收。對因胰腺功能不全引起的消化不良起到治療作用。草魚有暖胃和中、消食化滯的功效，兩者合用，對治療胃腸道消化不良十分有利。

首先，準備木瓜一個，草魚尾一五〇克。將木瓜削皮切塊，草魚尾入油煎炒一會兒後，再加入木瓜及調味品，加入適量清水，同煮一小時左右即可。此湯具有滋養、消食的作用，對食積不化、胸腹脹滿有良好的治療效果。

養胃湯

脹氣的表現症狀為噯氣、胃脘脹痛等，患者可以選擇柚子花豬肚湯和佛手砂仁瘦肉湯輔助治療。

柚子花豬肚湯：將豬肚洗淨後切成小塊，同少許柚子花一起放入鍋內加清水適量。中火燉上一個小時，調入食鹽即成。

佛手砂仁瘦肉湯：佛手片適量、新鮮豬瘦肉二五〇克，洗淨後一起放入鍋內，中火熬燉一個小時。放入砂仁，煮五分鐘後關火。湯汁冷至溫熱的時候調味食用。佛手性味辛、溫，可理氣健胃，能有效治療胸悶氣脹、胃痛。砂仁溫裡行氣，有化濕開胃的功效。兩者同用，

*註：觀賞用的為錦鯉。

能有效治療胃氣痛引起的噯氣、脹痛。

濕熱胃痛者常出現噁心嘔吐、食欲差、口苦便臭、脘腹脹痛、體重神倦等症狀。食療可選石仙桃燉豬肚。

石仙桃燉豬肚：新鮮的豬肚一個，洗淨後切成粗條，和適量石仙桃一起加適量清水隔水燉熟。調味後即可食用，可輔助治療胃潰瘍、胃痛等病症。

桂圓松子仁湯

桂圓具有補脾益胃、益血安神、益心補氣等功效；松子仁能滋陰、潤肺，胃病患者若將桂圓與松子仁同食，可起到護胃養胃的作用。

桂圓松子仁湯的做法為取桂圓五十克，松子仁三十克，白糖適量。先將桂圓去殼洗淨，再將松子仁清洗乾淨，一同放入鍋中，先用中火燒開，再用小火燉十分鐘左右，放入適量白糖後，再煮約十分鐘，即可關火食用。

紫菜南瓜湯

紫菜南瓜湯的做法為取南瓜一五〇克、紫菜十五克、蝦皮十五克、雞蛋一枚，醬油、豬油、黃酒、醋、味精、香油各適量。將紫菜用溫水泡發洗淨備用；雞蛋打入碗中，攪拌均勻備用，蝦皮用黃酒浸泡備用；南瓜去皮、去瓤，洗淨切塊備用。

炒鍋上火倒油，待油燒熱後，放入少量醬油嗆鍋（食物起鍋前，沿鍋邊加入酒或醬油來增加食物香味），待醬油的醬香出來後，在鍋中加入適量清水，將蝦皮、南瓜塊等放入水中煮三十分鐘左右。待南瓜微爛後，放進紫菜，再煮十分鐘左右，最後將攪好的蛋液倒入鍋中，加入其他調味品即可飲用。南瓜性溫，與蝦皮、紫菜同煮具有護肝補腎養胃之功效。

養胃粥（一）

中醫認為，胃痛可由肝氣犯胃引起，而且可分為氣滯胃痛、火熱胃痛、淤血胃痛三種。氣滯胃痛主要症狀為胃脘脹滿，痛連兩肋、食欲不振、噯氣、苔白、脈沉弦等，可食用佛手玫瑰花粥輔助治療。玫瑰花性味甘、微苦，溫，有行氣止痛的功效；佛手有理氣健胃的功效。兩者各取十五克，切成細絲後加適量粳米同熬。熬至米熟後加食鹽調味即成佛手玫瑰花粥。溫服後能疏肝理氣、和胃止痛，是治療氣滯胃痛的理想藥粥。

火熱胃痛的主要症狀為泛嘔酸水、口乾、口苦、胃脘灼熱、疼痛急迫、小便短黃、大便乾結、苔黃脈弦等，可食用蒲公英百合粥緩解。蒲公英清熱解毒，百合養心安神、清火潤燥。取三十克蒲公英洗淨後放入鍋內，加清水煎煮半個小時後，過濾藥汁待用。將十五克百合和適量粳米放入藥汁裡用小火熬粥。粥熟的時候趁熱加入少許冰糖調味，分兩次溫服，可清肝胃鬱熱。

淤血胃痛的主要症狀有胃脘刺痛、痛處固定、進食和按壓加劇疼痛、舌苔厚膩、脈澀等，食用桃仁山楂粥可改善此病症。做法為將桃仁去皮，山楂去核，洗淨後放入鍋內加適量粳米和清水同熬。粥熟的時候加入適量紅糖，待其熬化即成。桃仁能去淤血、消炎，與山楂合用熬粥，能通絡止痛、活血化瘀，可治療因瘀血阻滯而引起的胃痛。

養胃粥（二）

胃痛可由病邪阻滯、脾胃虛弱引起，病邪阻滯引起的胃痛分為傷食胃痛和寒凝胃痛。

傷食胃痛主要症狀為胃脘脹痛、厭食噯腐、進食痛增、吐後痛減、舌苔厚膩、脈搏滑實有力，可食用**雞內金粥**進行調節。此粥做法為取雞內金和萊菔子各十克，研磨成粉末。粳米洗淨後加清水煮粥。粥好的時候放入雞內金和萊菔子粉末，煮沸五分鐘即成。這道粥溫服後能消脹、化積、止痛。寒凝胃痛是因為受涼而導致胃痛，主要症狀為疼痛劇烈、惡寒發熱、吐清水、舌苔淡白、脈緊，**大棗養胃粥**適合這類患者食用。做法為選用適量大棗，去核後加清水和粳米熬粥。粥將熟的時候放入生薑末、蔥白粒、紅糖，煮沸五分鐘即成。這道粥溫胃散寒，能有效治療受寒引起的胃痛。

脾虛胃痛主要症狀為隱隱胃痛、神疲乏力、喜暖喜按、苔白、脈細，這類患者可食用下面這種藥粥。做法為取黨參二十克、茯苓十五克、白朮十五克、桂枝和乾薑各十克，加適量清水，煎煮半個小時後濾汁。將粳米放入藥汁裡用小火熬煮，粥快熟的時候放入冰糖，改大火煮沸後即成。每日一劑，分兩次溫服，能暖胃健脾、止痛。

黃芪內金粥

黃芪內金粥具有消食健胃等功效，適用於脘腹脹悶、食欲不振等患者食用。此粥中，黃芪具有補氣固表、斂瘡生肌等作用。薏米可健脾滲濕、除痹止瀉。赤小豆能利濕退黃、清熱解毒。雞內金更是消食健脾的良材。

黃芪內金粥做法簡單，可取生黃芪十克，生薏苡仁、赤小豆各十五克，雞內金粉五克，金橘餅一個，糯米五十克。將生黃芪加清水先煮三十分鐘左右，煮好後，只取煮出來的汁液，然後加入薏苡仁、赤小豆、糯米等同煮成粥，最後加入雞內金粉即可食用。

山藥百合紅棗粥

紅棗是體質虛弱者理想的補養佳品，而山藥和百合也具有藥用功效。山藥中含有澱粉酶及多酚氧化酶等物質，能促進腸胃消化系統的吸收功能，具有健脾益胃助消化的作用。百合除了含有豐富的微量元素及其他營養成分，還含有一種特殊的生物鹼——秋水仙鹼，這種生物鹼有良好的滋補功效，配合其他營養物質一同食用，還能防治多種季節性疾病。

山藥百合紅棗粥特別適合胃陰不足的胃病患者食用，具體做法是：取山藥一〇〇克、百合五十克、大棗十五枚、薏苡仁二十克、白米適量，將所有原料洗淨放入鍋內大火燒開，再改用小火慢熬成粥，每次早晚各服食一次。

砂仁羊肉湯

砂仁羊肉湯有健脾散寒、溫胃止痛的作用，適合經常胃脹、胃痛的患者飲用。此湯可以說是專門為脾胃虛寒的胃病患者所準備，如果患者經常出現胃脘隱痛、喜暖喜按、泛吐清水、神疲乏力等症狀，即可飲用此湯輔助治療。

砂仁羊肉湯的材料有砂仁、白胡椒、生薑、羊肉等食物。其中，砂仁具有溫中化濕、行氣和中的作用；羊肉辛溫補虛，能養胃散寒；白胡椒和生薑有辛溫理氣的功效，對胃病患者十分有利。

先取砂仁十五克，白胡椒、羊肉及生薑適量，洗淨後放入鍋中同煮，待羊肉熟後便可關火起鍋，加入適量的調味品後便完成，此湯每週可飲用三次，不宜每天飲用。

栗子燉母雞

栗子具有健脾益腎的功效，與母雞肉一起食用，對慢性腸胃炎、腎虧尿頻、腰腿無力等患者均有顯著的治療效果。

栗子燉母雞味道鮮美且做法簡單，需要栗子四〇〇克，約八〇〇克重的母雞一隻，清水一〇〇〇毫升，料酒、薑、鹽適量。原料準備好後，先洗淨母雞，切成大塊備用。洗淨栗子，外殼上切出一個小口，放在開水中煮三分鐘左右，取出後剝掉外殼備用。鍋內重新倒入清水，將雞塊、栗子、料酒、薑片等一同放入鍋內，水開後改用小火慢燉二～三小時。出鍋前加入適量食鹽即可。

參芪猴頭燉雞

猴頭菇有助消化、利五臟的功效，對消化不良、胃潰瘍、十二指腸潰瘍、慢性胃炎、胃竇炎、胃痛、胃脹等均有良好的輔助治療效果。母雞益氣養血、健脾胃、療虛損、善補五臟，胃病患者也宜常吃。

參芪猴頭燉雞做法為，取猴頭菇一五〇克，七〇〇克重的母雞一隻，黃芪、黨參、大棗各十五克，另備薑片、蔥結、紹酒、清湯、太白粉等各適量。將猴頭菇洗淨去蒂，泡發後將菇內水分擠壓乾淨，以有效去除猴頭菇中的苦味，然後切成二毫米的厚片備用。處理好猴頭菇後，把母雞剁成方塊放入鍋中，加入薑片、蔥結、紹酒、清湯、猴頭菇片及黃芪、黨參、大棗等，用小火慢慢燉煮，直至雞肉熟透煮爛為止。起鍋後加入適量食鹽即可。

陳皮鴨條

陳皮鴨條這道菜可健脾開胃、補氣益腎，最適合脾胃虛弱、食欲不振或營養不良的患者食用。所用食材為熟白鴨肉二五〇克、陳皮十五克、醬油、蔥、薑、蒜、大料、太白粉、清湯、味精、白糖等。

用水洗淨陳皮，放入鍋中熬煮，提取陳皮濃縮汁。熟白鴨肉切成條，將炒鍋上火，倒入油，油燒熱後放入蔥段、薑片、蒜片、大料等，再加入料、清湯、醬油、白糖等煮沸。湯沸後將調料撈出，鴨肉條放入鍋內，改用小火慢慢收汁，待汁快收乾時，再開大火，加入太白粉及陳皮濃縮汁，裝盤後即可食用。

鴨肉炒三丁

鴨肉炒三丁需要準備好芹菜、白菜、香菇及鴨肉。芹菜中含有豐富的粗纖維，能促進腸蠕動，幫助消化並防止便祕。鴨肉中含有豐富的蛋白質、脂肪、鉀、鈉、鈣等成分，具有滋陰養胃等功效，白菜和香菇更不用說，都是營養豐富的佳餚。

鴨肉炒三丁做法為取鴨肉五〇〇克、白菜一五〇克、芹菜一五〇克、香菇四十克，鹽、雞精、薑片、太白粉水各適量。先洗淨鴨肉，切成小塊後放入開水中焯一下，去掉血沫後撈出備用。白菜、芹菜、香菇均清洗乾淨，切成丁狀。炒鍋中倒入油，待油熱後放薑片爆出香味，然後再放入鴨肉炒至七分熟時，放入白菜丁、芹菜丁和香菇丁，繼續翻炒，倒入太白粉水，加鹽和雞精炒熟即可。

紅棗鴨子

紅棗具有補氣養血、健脾益胃等功效；鴨肉可補陰養胃。紅棗配鴨子可養胃補氣、益心生津，慢性胃炎患者可多食用一些。事前需準備重約七〇〇克的鴨子，大棗五十克，蔥、薑、黃酒、精鹽、味精等適量。

用溫水洗淨鴨肉，瀝乾備用。大棗沖洗乾淨後，放入溫水中浸泡二小時左右。炒鍋上火，油燒至一百四十度時，倒入鴨肉加大棗，並放生薑片、蔥段、黃酒、精鹽，煸炒幾下後，加入適量清水，用小火燉二個小時左右後撈出鴨肉，切塊後即可。

參杞燒肚片

可改善營養不良、神經衰弱、脾胃虛弱等症狀的問題。熟豬白肚子二〇〇克，黨參十五克，枸杞子十五克，水發木耳、水發筍片各四十克，去皮荸薺三個，雞蛋一顆，太白粉水（太白粉加水）十五克，蔥、薑絲、醬油、清湯、鹽、味精、料酒等適量。

黨參切片，放入水中煎煮，提取其濃縮汁液。將枸杞子放入黨參液中，蒸三十分鐘左右。然後再把豬肚切成大片，雞蛋、太白粉水加醬油少許調成糊，將肚片放入糊中攪勻，木耳、荸薺等切片備用。炒鍋上火倒入少量油，待油溫度至一百五十度時，將肚片放入油鍋中炸成金黃色再撈出。炒鍋再上火，倒入少量油，待油熱後，將各種菜放入鍋中翻炒，最後倒進清湯，倒入肚片，加入調味品勾汁。待汁漸濃時，下入蒸熟的枸杞子及黨參濃縮汁即可。

山楂肉片

山楂肉片有滋陰健脾、開胃消食等功效，對於胃脘滿脹、食物積滯不下者有良好的輔助治療作用。

取豬肉三〇〇克，山楂片一五〇克，荸薺二十五克，蛋清二個，太白粉、麵粉、白糖、鹽、味精、清湯等適量。先將山楂片放入水中煮，提取其濃縮汁液，肉切成薄片備用；蛋清、太白粉攪拌均勻後，再加入麵粉，攪拌均勻備用；荸薺切厚片備用。

炒鍋中倒油，待油燒至五成熱時，將肉片逐片蘸糊下鍋炸至黃白色時撈出。炒鍋重新上火，然後倒入適量清水，加入白糖慢慢熬成糖汁，糖汁漸濃時，放入山楂濃縮汁攪勻，最後將荸薺片和肉片下鍋，翻炒至紅汁包住肉片即可出鍋。

木耳炒肉片

木耳具有益胃滋腎、調理中氣的作用，尤其與豬瘦肉同食時，會大大提升補益脾胃的功效。木耳炒肉片適合胃脘脹滿、疼痛、噯氣的人食用。

木耳炒肉片做法為取乾木耳二十克、豬瘦肉一〇〇克。木耳放在溫水中泡發、洗淨後備用，豬瘦肉切成薄片備用。鍋內倒入適量的油，待油熱後，將豬瘦肉放入油鍋中炒大約三分鐘，然後加入木耳同炒。加入鹽及適量清湯，木耳與豬瘦肉同燜五分鐘左右即可食用。

參芪清蒸羊肉

適宜脾胃虛弱、氣血兩虧、體倦無力等症狀的人食用。取熟羊肋條肉四〇〇克，黨參十克，黃芪十克，水發香菇一朵，筍乾二片，蔥段、薑片、雞油、清湯、花椒、鹽、味精、料酒、胡椒粉等適量。

做法為將黨參、黃芪切片放入水中熬煮，提取其濃縮液。把羊肉切成手指粗細的條後，跟筍乾、香菇等一齊擺在盤子上，再加入鹽和調味品，兌好清湯及黨參、黃芪的濃縮汁後上火蒸三十分鐘取出。將蒸出的汁液倒進鍋內，肉放入碗中，鍋內再倒上清湯，煮沸後澆在羊肉上即可。

桑葚三明治

桑葚是桑樹的成熟果實，被稱為「民間聖果」，含有豐富的活性蛋白及各種維生素、胺基酸、蘋果酸、胡蘿蔔素、礦物質等營養成分，營養價值很高。

桑葚的營養是蘋果的五倍，具有補血滋陰、生津止渴，養胃健脾等功效。早餐時，胃病患者可用麵包切片夾上一些由桑葚罐頭做成桑葚三明治來吃，可起到養胃護胃的作用。

第三章

中醫養胃的訣竅

中醫博大精深，在「養胃」方面有其獨特見解。中醫認為脾與胃之間相互制約、依賴，共同完成消化和吸收作業。因此養胃和健脾雙管齊下，才能發揮更好的療效。本章將介紹按摩養胃和薰洗健胃兩種護胃方法。

一、按摩養胃法

相信大家都對「按摩」不陌生。按摩不同的部位能有效緩解胃酸、胃痛、胃潰瘍、胃痙攣及胃下垂帶來的不適。下面就介紹幾種簡單好上手的按摩方法。

■頭部按摩治胃病

人的頭部分布著許多經絡和穴位，按摩頭部不但能夠疏經活絡、鬆弛神經，還能有助於緩解胃病。特別是按摩頭部的風池*、太陽、承泣、人中、下關、耳門、魚腰等穴位，有助於減緩胃病。

胃區位於人的頭部正面，也就是從瞳孔處開始，往上直到髮際處，並以此作為起點向上引，直到平行於前後正中線兩公分長的直線處。患有胃炎、胃潰瘍的人，每天不定時地用食指來回按摩頭部胃區三次，即可達到幫助治療胃病的作用。按摩時要注意手指的力道，不宜太快，手指頭的力度以感到痲重為宜。

另外一種按摩方法是將雙手指尖放在耳後，以最小的幅度向上移動，直至頭頂。指尖放在耳前的髮際上，利用指尖向上畫圓圈，直至頭頂。指尖放在頭後，從頂部中央的髮際向上慢慢移動，直至頭頂。整個手掌蓋在頭後部分，從兩側移到耳前部位，向上按摩到前額中央，再從前向後到頭頂。

由於部分人不太清楚對穴位的位置，在同一點上反復按揉會起反效果。因此，在按摩時，只要將這幾個穴位區域包括在內即可。

按摩頭部治胃下垂

胃下垂不同於其他胃病，是沒有發生炎症的胃部生理變化，更適合採用按摩等理療手段

＊註：後頸髮際線正中直上約一吋位置。

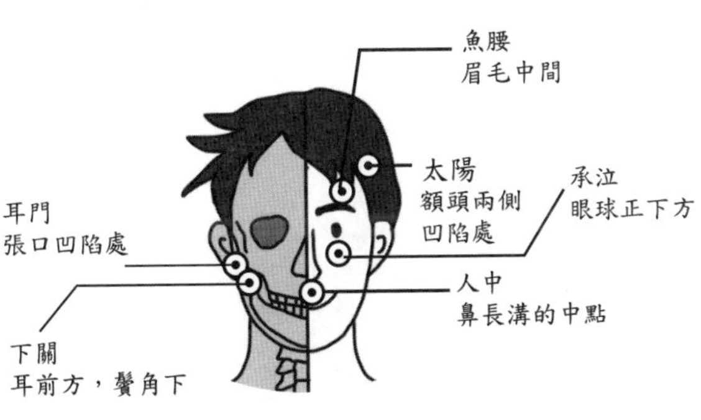

治療。

患者可按摩自己的百會穴（頭頂正中央）、合谷穴（拇、食指會合處）、三陰交（內踝尖上三寸）等穴位。躺在床上，用左手拿按摩棒按揉中脘穴（距肚臍四寸），吸氣時往下按揉，呼氣時放鬆。再用左手從後背托起自己的骨盆和胃，向胃的原始位置推揉，力度適中。一天數次，就可解緩胃下垂的不適。

腋下極泉穴改善消化能力

腋下是中醫的人體五大保健區之一。腋下不僅有動靜脈血管，還有大量的淋巴組織，擔負著血液輸送、調節免疫功能的作用。腋下還有一個重要穴位——極泉。它位於腋窩頂點的腋動脈搏動處。常按腋下此穴，通過改善血液供應、刺激淋巴，可以改善消化能力。

按摩方法分為按壓和彈撥。按壓是用左手按右腋窩，右手按左腋窩，用拇指指肚選中極泉穴，反復揉壓三～五分鐘。彈撥是抬高一側手臂，另一隻手的拇指放在肩關節處，用中指輕彈腋窩底。一般每天早晚各按摩一次，每次三～五分鐘。

腋下沒有過多的肌肉保護，皮膚下即是血管、淋巴、神經等系統，對外力比較敏感，也容易受傷，在按摩時以腋下微微感到疼痛即可。

按摩手心減輕胃負擔

中醫認為，人體的手部有三百多個穴位，七十多個對應身體各個臟器的反射區，只要按摩手部對應胃部的反射區，就可以幫助治療胃病。

胃部不適者，每次飯前半個小時，在左手手心處，依照順時針的方向，輕輕按摩三十六次以上，可達到促進胃液分泌的作用。在飯後半個小時，於左手手心處，用順時針方向進行同樣多次的按摩，可以促進胃排空，減輕胃部負擔。

按摩四肢調理胃病

除了雙手，在手臂和雙腿上，也有不少穴位和胃經有關，對它們進行按摩，也能從經絡內部對胃進行調養。因此，在治療胃病時，也可按摩上下肢。

患者坐於椅上，左手按摩右側的穴位，右手按摩左側穴位。主要按摩肩井、天井、曲池、內關、神門、養老、列缺、合谷、勞宮（掌心正中央）等穴位。先左後右、先下後上的順序，每個穴位各按揉數次。其中，肩井和肩周穴位用手指拿捏，勞宮穴用掌根平推。

需要按摩的腿腳部穴位主要有髀關、伏兔、風市、血海、足三裡、承山、太谿、太衝、湧泉（腳底板前中央凹陷處）等。用左手及左腳按摩右側穴位，用右手及右腳按摩左側穴位，以先上後下、先左後右的順序按摩每個穴位數次，其中膝以上穴位用手按摩，膝以下穴位用腳跟按摩即可。

按摩背部治胃炎

身著薄衣，趴在床上，按摩者以手掌按摩患者的脊椎區域，先是輕輕按揉頸椎，幫助患者舒緩精神後，雙手重疊，下面的手掌根按壓脊椎，從上到下推壓脊椎骨，再從下向上推壓，反復幾次後，再以手成爪狀，抓捏脊椎上面的皮膚，抓捏跟按揉反復交替，以促進血液循環，防止淤血。脊椎區域按摩完成後，再推揉肩胛骨下方的肋骨，方法是從脊椎處沿著肋骨的走向以手指按推。

最後結束時再以手掌輕輕拍打背部，以震盪胃部，促進其蠕動和血液循環。

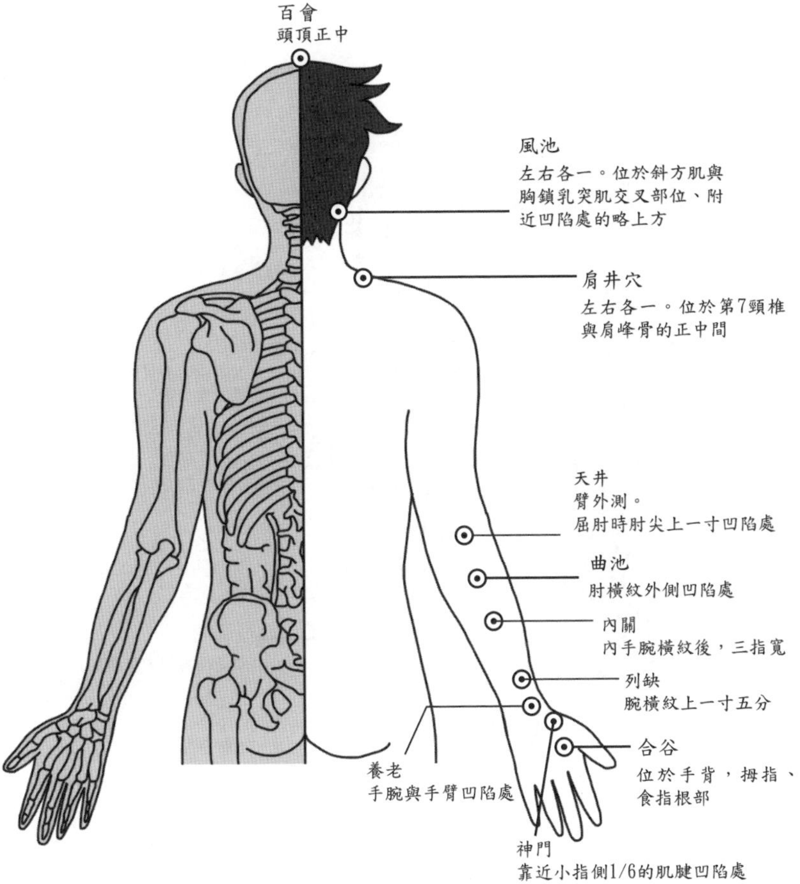
百會
頭頂正中
風池
左右各一。位於斜方肌與
胸鎖乳突肌交叉部位、附
近凹陷處的略上方
肩井穴
左右各一。位於第7頸椎
與肩峰骨的正中間
天井
臂外測。
屈肘時肘尖上一寸凹陷處
曲池
肘横紋外側凹陷處
內關
內手腕橫紋後，三指寬
列缺
腕橫紋上一寸五分
合谷
位於手背，拇指、
食指根部
養老
手腕與手臂凹陷處
神門
靠近小指側1/6的肌腱凹陷處

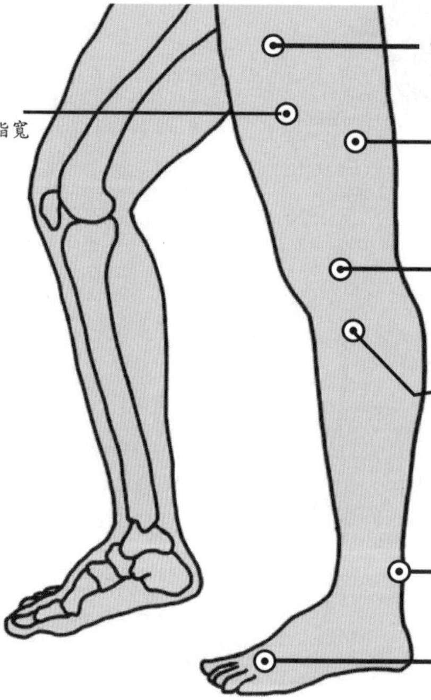
髀關
大腿的前側偏外側1/3處
伏兔
膝上八指寬
風市
站立並雙手自然下垂，
中指尖會碰到的部位
血海
大腿內側，膝蓋骨內側的上角，
約三指寬筋肉的溝
足三里
膝蓋外側下方３寸的凹陷處
太谿
雙足踝內側，踝骨後方凹陷處
太衝
腳的大拇指和第二指指縫間，往上1寸

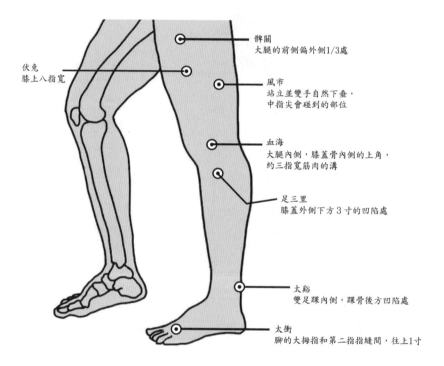

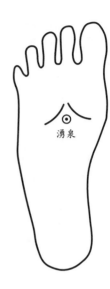

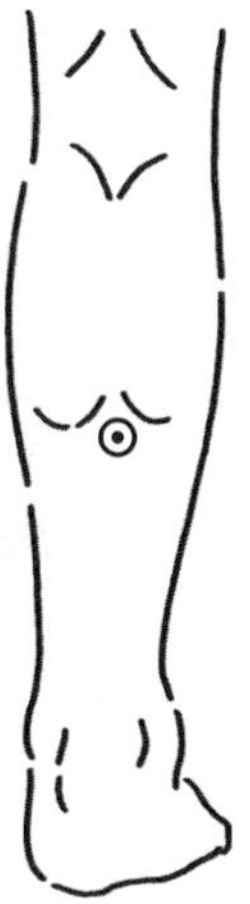

按摩「痞塊」治胃炎

痞塊*泛指腹內腫塊。痞塊可導致大小腸排空紊亂，是慢性萎縮性胃炎的重要成因。痞塊多發生在腹部小腸捲曲的位置，或者是小腸與結腸之間。如屈膝平躺，雙手從腹部兩側觸摸腹部時，感覺到有氣塊或硬塊，這便是痞塊。

只要利用按摩化解痞塊，慢性萎縮胃炎便會逐漸好轉甚至痊癒。患者先平躺在床上，採用腹式呼吸法而按摩法有三種。

・患者呼氣時，在其腹部推拉按摩，以感覺不到疼痛為宜。

*註：中醫上指腹腔中因脾臟腫大或其他疾病而產生的硬塊，也稱為「痞積」。

・患者呼氣時，雙手從患者臍下部慢慢向上托舉。

・雙手先貼在患者臍部，呼氣時以雙手逆、順時針各按揉數次。

按摩胸背緩解胃痛

中醫認為，胃痛的病根在於肝。情緒低落、焦慮緊張、易怒等都會導致肝氣鬱結，引發胃部受損。此時按摩胸背可以疏理肝氣，緩解胃痛。

用手指點按膻中穴、天突穴、膈俞穴、脾俞穴、胃俞穴。力度不用太大，每個穴位點按一分鐘，感到穴位處有痠脹感即可。前兩個穴位位於胸前，後三個穴位位於後背。

膻中穴位於兩乳頭連線的中點；**天突穴**則在胸骨上窩的正中凹陷處，主治胸痛等病症。**膈俞穴**在背部第七胸椎棘突下，也就是正中旁開一・五寸的地方。這個穴位具有活血理氣的作用，主治胃炎、胃潰瘍。**脾俞穴**在背部第十一胸椎棘突下，旁開一・五寸，這個穴位主要功效在於健脾和胃。**胃俞穴**在背部第十二胸椎棘突下，督脈旁開一・五寸，點按此穴位可以和胃降逆，治療胃炎、胃潰瘍、胃痙攣。

按摩肚臍治胃痛

胃痛可由多種胃部疾病引起，輕則忍一會兒就好，重則吃藥也不見好轉。其實，過多服用止痛藥，反而會損害胃腸道黏膜，加重病情。

胃病患者有胃痛徵兆時，應先躺在床上，慢慢調整呼吸，使腹部完全放鬆，接著將手指尖輕貼在腹部，由上及下，由左到右，一邊手指輕顫，一邊緩緩按摩移動到臍部，直到肚中發出腸鳴聲即可。

患者在按摩時建議躺在硬板床，動作要輕柔，移動速度要均勻。

摩腹治療胃酸過量

摩腹法是傳統的古老健身方法之一有幫助消化、強身健胃、增強胃蠕動的功效。同時還能阻止胃酸分泌過量，有效預防胃部潰瘍，輔助治療胃下垂。

摩腹適合早晚各一次，可以選擇早上起床前和晚上臨睡進行。先排空小便，仰臥在床上，放鬆全身肌肉。右手五指併攏，掌心貼在腹部。由肚臍到全腹，慢慢用順時針的方向繞著肚臍從內到外，再從外到內，按摩回肚臍周圍。再改用左手，做相反的逆時針按摩。注意控制力度，兩隻手交替進行。按摩次數不限，以腹部肌膚發紅、發熱為佳。患有惡性腫瘤、闌尾炎、腹膜炎等疾病的人不宜進行摩腹，也不能在過度饑餓和飽食的情況下進行。

按摩腹部調養胃病

仰臥在床上，雙手手掌微微屈起，緊貼在腹壁。先沿著正中的任脈和兩側的足陽明胃經，連推帶按的從上腹部推摩到丹田。每次手上的力道可以稍微重一點。如此這樣反復從上向下的進行推摩，每遍十五次，每天兩遍即可。

另一種方法為患者先仰臥在床上，擦熱手掌，右手手掌緊貼在腹部，左手按住右手手背。在掌心上施力，在胃脘部按順時針方向旋轉著按摩。每次轉動到皮膚感覺溫熱為宜。

也可以站著，全身放鬆。雙手拇指指腹按在下腹部兩側，也就是升結腸、降結腸與髂前上棘連線的交點。力度適中，以實際的承受能力為基準。按好以後，先深吸一口氣，使膈肌儘量下降，讓腹部膨起。憋氣到無法忍受時，再緩緩呼出。每天早上反復練習十分鐘即可。

這三套按摩方法可以單獨做，也可以連著一起做，都能達到增強胃部抵抗力的作用。

足三里治胃酸

缺乏胃酸時，患者可以經常按摩足三里穴位（膝下三寸），以此刺激胃部分泌胃液。胃酸過多時，患者可以按摩手掌上的兩個區域。一個是位於手掌一側、手腕上方凹陷處的胃腸點反應區；另一個是位於手背一側，中指和無名指之間區域的腦膜區。

只要經常按摩這幾個穴位，就能緩解胃酸過多或過少的問題。按摩時，可以使用髮夾等物品幫助刺激穴位，效果更佳。

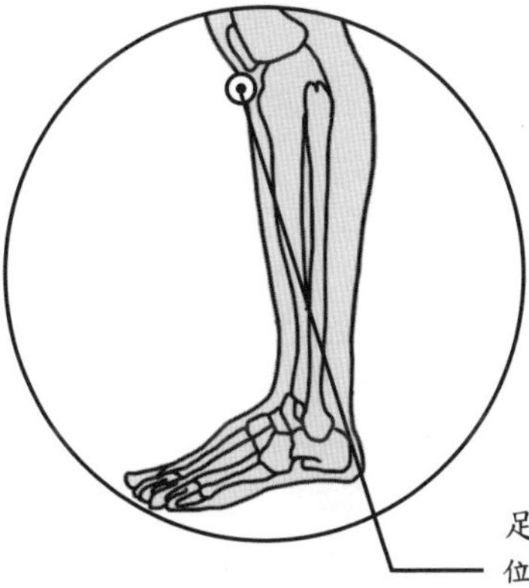

足三里
位於膝蓋正下方

梁丘穴緩解胃痙攣

患有胃炎、膽汁逆流、胃潰瘍等症的胃病患者，若飲食不當，胃受寒，非常容易出現痙攣症狀。胃痙攣主要症狀為嘔吐、上腹部猛烈疼痛。可以通過刺激梁丘穴來消除上腹部疼痛。

梁丘穴是人體足陽明胃經上的重要穴道之一，常用來治療胃痙攣、腹瀉。尋找梁丘穴位置時，可用力伸直腿，此時膝蓋骨旁的筋肉會出現凹陷。在小腳趾一側，朝著大腿，用力壓這個凹陷的上方大概三橫指處，有震動感，即是梁丘穴。

當胃出現痙攣、上腹部劇痛，可用力按壓梁丘穴。但微弱的刺激並不能減緩疼痛，因此力度需要控制在按壓時有疼痛感。指壓二十秒，然後休息五秒後再繼續，反復幾次就可以減緩疼痛。

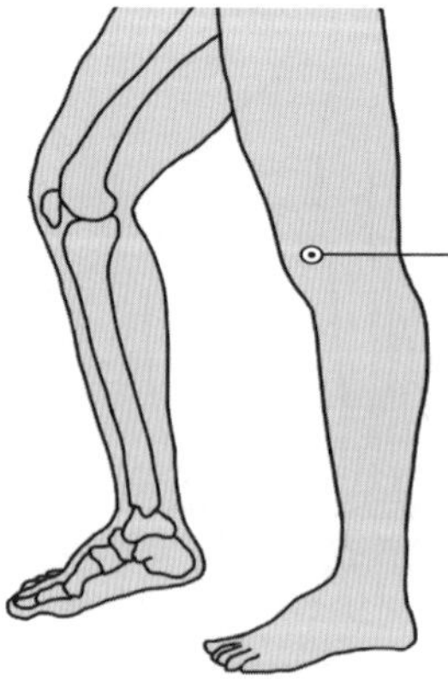

刺激梁丘穴以治療胃痙攣只是一種緊急措施，疼痛消失後要及時去醫院就診。

家屬易學的按摩法

家中有人患上胃病，家屬可學習一些簡單的按摩方法以幫助其緩解胃痛。

摩額法。患者先全身放鬆，仰臥在床上。家屬將兩手的拇指掌面，放置在患者額頭正中位置，從內向外反復輕快摩動幾分鐘。兩手掌根相對，放在太陽穴和額部之間的凹陷處，按摩幾分鐘。

提拿法。胃病患者全身放鬆仰臥在床上。將兩手五指放在患者腹下，對應鉗形用力。反復提起、放開手裡的肌筋。提拿間注意力度柔和、動作連貫。提拿幾次後，患者感覺舒服即可停止，不宜長時間提拿。

按穴法。胃病患者全身放鬆仰臥在床上。將拇指掌面貼在患者肌膚上，按壓中脘、氣海、天樞、足三里穴。按壓過程中逐漸用力，以患者感覺沉麻、微酸脹為宜。中脘穴位於胸骨下端和肚臍連線中點。氣海穴位於體前正中線，肚臍下一寸半。天樞穴在肚臍兩旁各二寸處。找足三里穴時，可以用一隻手的掌心按住膝蓋的頂部，五指朝下，中指下伸的頂端，再向外橫一指就是足三里。

捏脊法。患者俯臥在床上，按摩者兩手收攏，捏成虛握拳頭的樣子，拇指蓋在拳眼上。食指和中指橫抵在患者尾骨上，兩隻手交替，沿著督脈循行線朝患者的頸部方向邊推邊捏。每推捏三下後向後方提一下，如聽到一聲脆響則是提捏正確。推捏到脊椎為止。再次回到尾骨部分，重複以上動作。反復三遍即可。

快速緩解胃部不適的穴位

胃病患者經常會伴有胃脹、胃痛、食欲不振等症狀，有時還會伴有口臭。其實，這種情況也有辦法快速解除。

只要在閒暇時按摩解谿穴、內庭穴、天樞穴和氣海穴這幾個穴位幾分鐘，就能有效改善。長期按揉效果更佳。其中，解溪穴位於腳腕前，相當於系鞋帶處，內庭穴位於腳上的第二、三腳趾縫之間，天樞穴位於肚臍左右兩側各兩寸處，氣海位於臍下一寸半的位置。

食指和中指併攏，在一個穴位上適度用力，左右各旋轉按揉三十圈，再換下一個穴位繼續，全部都按完後，於這幾個穴位的周邊拍打推摩幾次即可。這時會感到按摩的穴位有發熱、發脹感，甚至胃內還會有「咕嚕」的響聲，胃部的不適感也會減輕許多。

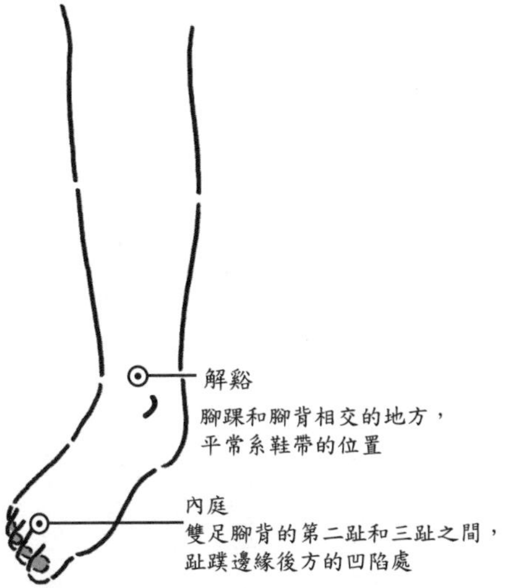

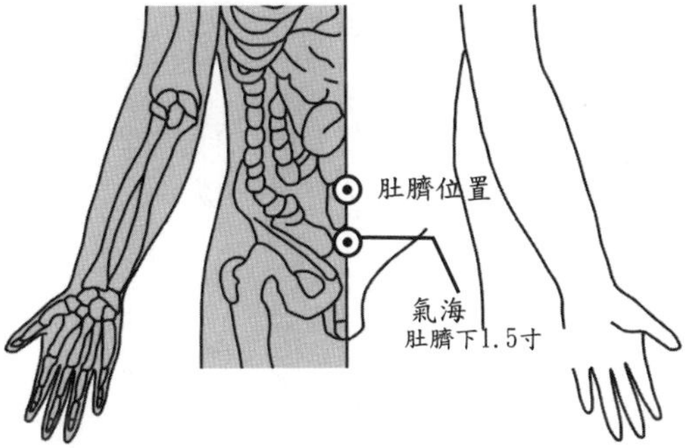

按摩小腿治胃痛

引發胃痛的因素很多，其中因受寒或胃炎導致胃痛時，可以捏小腿肚來減輕胃痛。中醫認為，小腿肚內側有與脾胃相聯的足太陰脾經，按揉這個地方可以刺激穴位，減緩胃部疼痛。

用手捏住小腿肚腓腸肌內側緣，約是小腿肚內側三分之一處。拇指與四指相對用力按、捏、揉肌肉。揉的時候宜先從上到下，再自下而上反復進行。根據胃痛情況，酌情加減按揉次數。

捏小腿肚對急性發作的胃痛或胃炎引起的胃痛都非常有效。

指顫法解胃痛

胃痛即將發作前，先平躺在床上，放鬆衣帶，將手指微屈使指尖位於同一平面，輕貼在腹部，快速顫動。從上腹部開始緩緩下行，一直到臍部下方，再反復移動。

十多分鐘後，就會聽到腸胃鳴叫，並排出汙濁之氣，減緩胃痛。這是因為快速指壓能加強胃部周圍的血液循環，促進胃部蠕動。

按摩緩解急性胃炎

按摩胃俞穴、脾俞穴、天樞穴、手三里穴、內關穴及兩脅肋部、胃脘可作為急性胃炎的輔助治療。

其中，胃俞穴位於第十二胸椎棘突斜下方，一指左右的位置；脾俞穴位於第十一胸椎棘突斜下方，一指左右的位置；手三里穴位於曲池穴下二寸的位置。一般以按揉為主，每個穴位按揉兩～三分鐘，穴位有痠脹的感覺為宜。對兩脅肋部和胃脘部，則用兩手手掌緊貼身體，進行來回推擦，以皮膚感到溫熱為宜。

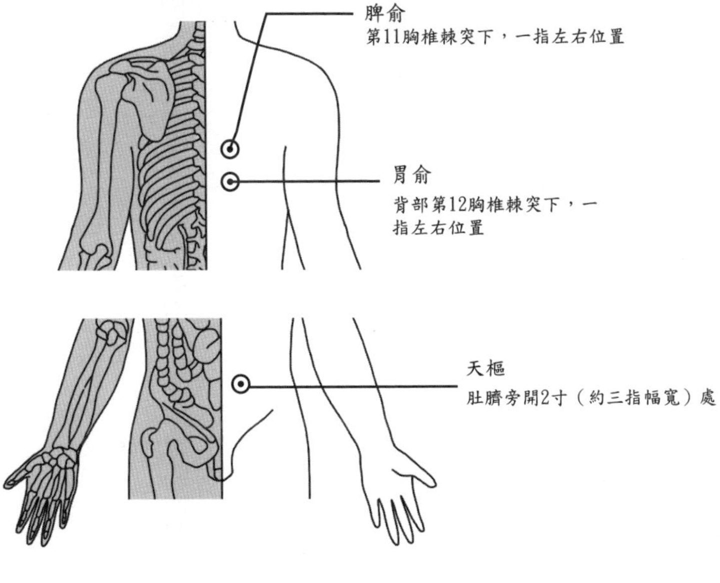

治胃痛的對應穴位

患有胃炎、胃潰瘍等症的胃病患者，都有過被胃痛困擾的經歷。出現胃痛難忍的情況時，可以通過刺激以下兩個穴位來幫助消除胃部疼痛。

內關穴是人體手厥陰心包經上的重要穴位之一，按壓後可以輔助治療胃痛。內關穴位於前臂正中，手腕橫紋上二寸。握拳後，手心朝上，用右手並三指放在左手手腕橫紋上，食指和手腕交叉的中點就是。用拇指按壓住內關穴，定位轉圈揉按二百次。兩隻手交替進行，可以幫助減輕胃痛。

足三里穴主治食欲不振、胃下垂等胃部不適症。胃痛時，用拇指用力點按足三里穴二百次左右，即可有效緩解胃部疼痛。足三裡穴在外膝眼下三寸，脛骨外側約一寸。具體的查找方法是觸摸小腿外側，膝蓋骨下邊可以摸到凸塊。往外斜下方一點可以摸到另一塊凸塊。用兩處凸塊相連的線做底邊擬一個正三角形，正三角形的頂點就是足三里穴。

二、針刺治療（針灸）、薰洗、拔罐健胃法

「是藥三分毒」，只用藥物治療胃病會對胃造成一定的傷害。透過針刺、薰洗拔罐也可以治療胃病，更重要的是沒有副作用。

毫針治療胃病

毫針是中醫的必備之物，是用金屬製成，最常使用強度和韌性俱佳的不銹鋼制毫針。毫針治療胃病具有獨特的療效，常見的毫針取穴治療胃病的方法如下。

中脘、章門、三陰交、膈俞、脾俞、行間、豐隆等穴位。肝胃不和、痰食交阻、痰淤互結等症患者用補法，脾胃虛寒、胃熱傷陰、氣血虧虛症患者用瀉法，令針感向病變部位或沿經絡上下傳導，留針十～二十分鐘。

例如，對胃痛患者，常取雙手勞宮穴、承山穴施毫針針刺，平補平瀉法，留針二十分

鐘，每五分鐘運針一次，每日一次。對於急性胃痛患者，常讓患者俯臥，腳趾用力向下垂伸，在跟腱陷處正中間取穴毫針針刺二十分鐘，一天數次。對於胃脹患者，常取四關、中脘穴，進行毫針針刺，留針十五分鐘，每五分鐘運針一次，每日一次。

針灸治療胃潰瘍

在中醫針灸中，辨證治療胃潰瘍，主要分以下幾種。

胃寒型胃潰瘍，選取中脘、足三里、氣海、關元等穴位，用補法針刺並加艾灸施治。

濕熱型胃潰瘍，選取中脘、足三里、陽陵泉、曲池等穴位，用補法針刺並加艾灸施治。

氣滯型胃潰瘍，選取內關、足三里、陽陵泉等穴位，用針刺施治。

鬱熱型胃潰瘍，選取曲池、足三里、行間、陽陵泉等穴位，用瀉法針刺施治。

血瘀型胃潰瘍，選取中脘期門、血海、行間等穴位，用瀉法針刺施治。

陰虛型胃潰瘍，選取中脘曲池、內關、三陰交等穴位，用補法針刺施治。

虛寒型胃潰瘍，選取中脘脾俞、胃俞、關元、公孫等穴位，用補法針刺加艾灸施治。

玫瑰湯止胃痛

將玫瑰花和辛夷各十五克、白芷九十克，檀香二十克，公丁香十克，甘草十二克一起研磨成細粉，並加入適量的蘇合香拌勻放入熱水中，等水溫後沐浴，即可起到疏理肝氣、治療胃痛的功效。

玫瑰的花蕾可入藥，具有理氣、活血的功效，主治肝胃氣痛症。將玫瑰與具有止痛作用的甘草、白芷等藥材一起磨粉做成玫瑰香湯，可以緩解胃部疼痛。

藥浴輔助治療胃病

將胡椒二十克，黃連和乾薑各一二〇克，綠豆適量，同放入鍋內。加水熬煮後，濾汁備用。在藥汁中兌入涼水，讓藥湯變溫，然後進行沐浴和浸泡雙腳。每次半個小時，每天一次即可。這個藥浴方子主要是用於治療因為暴飲暴食而引起嘔吐、泄瀉等症狀。

如果是因受寒而引起的急性胃炎，為了減緩頭和身體的疼痛，也可以藥浴。其藥方為豆蔻和生薑適量，加水煎煮，濾汁備用。每日三次，用乾淨的毛巾蘸取藥汁擦洗腹部和胃部，直到皮膚發熱為止。豆蔻和生薑都是具有溫胃功效的藥材，合用可以驅除寒邪。

如果是胃熱引起的嘔吐，也可以用藥浴的方式進行治療。將可以清胃熱的蘆根，用紗布包好後，放入浴缸裡，並放至十分鐘，等藥效慢慢散發出來後即可入浴（約二十分鐘）。

薰洗療法——溫胃散寒

薰洗療法可囊括大範圍，且副作用少，簡單易上手。臨床證明，薰洗療法應用於治療胃潰瘍也有療效。

對於畏寒的患者，常採用具有溫胃散寒、行氣止痛作用的藥物進行薰洗治療。藥方為良薑、陳皮各二十克，香附十五克，吳茱萸、木香各五十五克，加清水四〇〇〇毫升，煎煮沸後十五分鐘，取藥液倒入盆中，溫度適宜後，用毛巾蘸水反復擦洗胃部，每次十五～三十分鐘，每天一次即可。

或者選取木香、細辛各三十克，生薑四十克，川椒八克，花椒、胡椒各十五克，白芷二十五克，蠶沙、油松節各三十克，連須蔥白三根，白酒（燒酒）二〇〇毫升。先在鍋內加清水三〇〇〇毫升，煮沸後，再投入丁香、木香、白芷、細辛、蠶沙、花椒、胡椒煮十分鐘，用前將蔥白、生薑、白酒加入，用厚紙將砂鍋口封住，待煮沸時，將蓋紙中心開一孔，對準患者胃部熱薰。接著，用藥液擦洗上腹部，每天一次即可。

薰洗療法——消食

胃病患者經常感到胃部脹滿，胃中酸水逆流，噁心嘔吐。這時，可以採取幫助消食的中藥湯薰洗治療。

藥方為取枳實、白朮、大黃各四十克，茯苓、橘紅各十克，放入砂鍋內，加清水四〇〇〇毫升，煎熬後，用厚紙將砂鍋口蓋住，視疼痛部位大小，在蓋紙中心開一孔，令患者將痛處對準紙孔，用熱藥液蒸汽薰蒸痛處。並用藥液擦洗胃部，每天一次即可。

或者取生香附四十克，炒小茴香十克，川辣椒十克，在鍋內加清水煮沸後，投入上述藥物煎熬，待煮沸時，將蓋紙中心開一孔對準胃部熱薰。待藥液溫度不燙手時，用毛巾蘸藥液擦洗上腹部，每天薰洗一次即可。

取蘆薈葉一〇〇克，切碎放入袋中，將藥袋放在浴盆裡，沖入熱水，浸泡十分鐘後入浴，並反復擦洗胃部。每次洗浴二十分鐘，每天一次。

取牡丹皮五十克，山梔五十克放入砂鍋內，加清水四〇〇〇毫升，煎熬後，用厚紙將砂鍋口蓋住，在蓋紙中心開一孔，對準胃部熱薰。待藥液溫度不燙手時，用毛巾蘸藥液擦洗上腹部，每天薰洗一次即可。

薰洗療法——胃潰瘍

對久病不癒的胃潰瘍患者採用對症的中藥進行薰洗，能有效減輕病情。

取桃仁、紅花、花椒各三十克，九香蟲五克，晚蠶砂二十克，三棱、莪朮各十克。將藥放入砂鍋內，加清水煎熬後，用厚紙將砂鍋口蓋住，在蓋紙中心開一孔，對準胃部熱薰，每天一次即可。

或者取元胡三十克，冰片（另包）、花椒各五克，丁香十克，當歸十五克，紅藤、雞血藤各二十克。除冰片外共同研磨後，加清水煎煮沸即可。將紙中心開一孔，投入冰片，煮沸後用孔口對準胃部熱薰，每天一次即可。

薰洗療法——減緩胃痛

當胃部隱隱作痛、口燥咽乾、大便乾結，可使用具有養陰益胃，柔潤止痛的中藥薰洗，具體方法如下。

取當歸、枸杞子各五克，麥冬二十克，百合十克，放入砂鍋內，加清水煎熬至沸騰後，用厚紙將砂鍋口蓋住，在蓋紙中心開一孔對準胃部熱薰。每天一次即可。

取白芍、砂仁各五十克，白豆蔻十五克，乾薑、甘草各二十克放入砂鍋內，加清水煎熬，沸騰後用厚紙將砂鍋口蓋住，並開一小孔對著胃部熱薰，每天一次即可。

薰洗療法——胃寒型胃潰瘍

取川椒、紅花和艾葉各自適量、雙倍劑量的桂枝。四味藥一起放入鍋中，加水煎熬。藥汁熬好後，濾渣備用。晚上睡覺前，將藥汁化入溫水中泡腳。水溫變涼時，適當加入熱水，直泡到雙腳暖和，皮膚發紅為止。

這個方劑中使用的四味藥材，川椒性味辛、溫，具有溫中暖胃的功效；紅花和艾葉、桂枝都是性味辛溫，具有散寒理氣作用的藥材。四味藥材共同搭配，加強了溫經止痛的效果，也非常適合年長者。

「鼓漱法」養胃治胃

鼓漱法是常見的牙齒保健方法，但有研究發現，鼓漱法也有養胃、治胃的作用。口腔內的唾液分泌加快增多後，大量唾液進入胃，能幫助消化食物。唾液中的溶菌酶可以殺滅胃部細菌，增強胃功能。

鼓漱法的做法為閉口，咬緊牙，舌頭沿著牙齒邊緣左右攪動，鼓動兩腮做出漱口的動作。漱上三十六次，口中分泌的唾液累積比較多的時候，分三口慢慢咽下。

中藥泡腳治胃炎

藥物搭配中藥液泡腳，可幫助改善胃炎帶來的不適症狀。

鍋內放入生薑三十克、木瓜五〇〇克、米醋五〇〇毫升，加適量的清水。煎煮到藥液沸騰的時候倒入泡腳盆裡。涼至溫熱的時候泡洗雙腳。只需要每日一次，就能有效治療胃炎。或是用黨參四十克、白術二十克、蒼朮三十克，加水煎煮到沸騰後，放至溫熱後泡腳。

這兩個藥方裡的中藥都可以在中藥行裡購買，而且只需要將藥材加水煎煮沸騰，放溫後泡至藥液變涼即可。

艾灸緩解胃痛

艾灸治療胃病，是指應用艾藥燃燒後產生的溫熱，直接接觸皮膚表面後產生的刺激，作用於人體的穴位，從而達到預防或治療胃病的一種療法。它具有溫經散寒、行氣通絡、拔毒瀉熱等作用，對於胃病胃痛患者常採用以下方法治療。

灸神闕穴。神闕即肚臍，先用細鹽將肚臍填平，再取一塊薑片，中間用粗針刺數個小孔，然後置於鹽上，最後取清艾絨一撮捏成圓錐狀，大小如花生米，置於薑片上點燃，待燃盡後，易炷再灸。

灸足三里穴。取清艾絨捏製成花生米大的艾炷，置於足三里處。皮膚上可擦少許凡士林或蒜汁黏住艾炷，點燃艾炷後可連灸數炷。也可用艾薰灼足三里穴處，每天四十分鐘，連灸一週為一個療程。

艾條灸法。取艾條一支，點燃後直對穴位，距離以患者能忍耐為準。一般灸二十分鐘，使皮膚出現紅暈而不燙傷，每天一次。症狀減輕後可適當減少施灸次數，病癒後仍可堅持灸足三里穴，每週一次。

自製中藥熱敷解胃痛

胃病患者可以在家自己製作能減輕胃痛的中藥熱敷帖。將生薑、細辛這兩味藥搗成泥狀，塗在臍孔內，蓋以紗布，用膠布固定。再將食鹽炒熱，布包熨於臍部。每日換藥熱熨一次。氣滯或氣逆者可去細辛、食鹽，加丁香。

胃寒性胃痛的患者，可取艾葉揉爛，再以生薑汁拌勻，在鍋內炒熱，布包熨於臍部，冷則炒熱熨數十分鐘，每日兩次即可。

如果是消化不良引起的胃部不適，還可以取萊菔子一〇〇克，生薑七十五克，根蔥（連）二〇〇克，白酒五十毫升。打碎萊菔子，切碎生薑，蔥連根鬚切碎，上鍋加入白酒炒熱，用紗布包好後熱敷腹部即可。

拔罐療法治胃病

拔罐療法是通過拔罐產生的真空負壓將毛孔吸開，使病邪從毛孔排出，達到祛寒除濕瀉熱、行氣活血止痛、疏通經絡的作用。對促進胃腸蠕動、改善消化功能有很大的幫助。

先讓患者取仰臥位，取小型拔罐，在中脘、脾俞、胃俞、關元穴拔罐十分鐘；再令患者俯臥位，同前法在雙側脾俞穴和大椎穴各拔罐十分鐘。隔天一次，十天一療程，休息十天，根據情況再進行拔罐。

此外，還可以在足三里、上脘、下脘等穴位進行拔罐治療，每次十分鐘即可，每天一次，連續拔罐十天為一個療程。

第四章

運動健胃

俗話說：「飯後百步走，活到九十九。」但是，這句話或許並不適用於胃病患者。胃病是一種慢性病，除了採用常規的診治，還需選擇適當的運動，以促進胃腸蠕動，改善體質。

一、「動起來」健胃

胃病患者往往因為身體關係不運動。其實適量的運動對治療胃病很有好處。擴胸、散步、扭腰等運動都能緩解胃部不適，關鍵是掌握運動時間和運動幅度。

增強胃動力

許多胃病患者都認為因為胃部容易不適，因此不適合運動。但運動具有增強胃部消化、吸收功能的作用。適當運動才有助於治療。

運動過程中，呼吸的頻率和深度都會發生改變，使隔膜和腹肌大幅度活動。而隔膜和腹肌在活動過程中可以對胃腸起到按摩的作用，並且能有效改善胃部血液循環，增強胃部抵抗力及自我修復力。

剛開始運動時，要選擇運動強度比較小的項目。每天運動半個小時，對改善胃部不適、增快胃液分泌、增強胃蠕動有很好的治療作用。像是氣功、太極拳。

另外，急性腸胃炎、胃出血、胃痛的患者則不宜運動，要等病情恢復後再運動。

緩解胃脹

運動可有效促進血液循環，提高胃蠕動，從而減輕或預防胃部不適。下面就為大家介紹幾種預防胃部不適的運動。

首先跪在地板上，上半身保持直立，兩隻手呈自然下垂的姿勢。雙腿從膝蓋到腳趾都要觸及地面，然後緩慢地坐下。使體重完全壓在腳踝上，再將雙手改放到膝蓋上。保持正常的呼吸，維持半分鐘後放鬆身體肌肉，將上半身前傾。重複做這個動作，可以有效強化大腿肌肉，幫助消除胃脹氣、胃痙攣、腹瀉。

還有先放鬆身體，前額貼地，俯臥在地板上。雙腿伸直，雙手彎曲與肩膀平放，掌心向下，手肘靠近身體。接著雙手支撐，抬起頭和胸部，這時注意雙腿仍要緊貼地面，但要將胸腹完全展開。維持這個姿勢十秒，然後反復幾次即可。

散步促進胃潰瘍癒合

每日步行兩公里，可以促進胃潰瘍的潰瘍創面癒合。因為散步時身體內的各個臟器都會輕輕顫動，加之配合有節奏的呼吸，使腹部肌肉前後收縮，引起橫膈肌上下運動，從而使胃部得到有利的按摩。

同時，散步還可以調節中樞神經，改善胃部消化、吸收功能，消除腹脹，促進胃潰瘍的癒合。散步要緩慢行走，並非快走。時間和路程的長短可根據個人的狀態而定。只要達到氣粗不喘、微見薄汗的狀態，就可以開始休息。

擴胸運動治胃病

以擴胸運動為主的鍛鍊方法，既可配合治療胃病，還可以鍛鍊胸肌，增加肺活量，一舉多得。

站立並抬起兩臂，肘部半屈，雙手握拳，手心向下、挺胸，同時兩臂用力後拉。恢復原來姿勢，並重複一次。

接著，兩臂伸直，用力後拉，手心相對朝前，同時挺胸，兩臂向下。活動時胸部要用力挺起。雙臂展開做擴胸動作，每次舒展胸廓數分鐘。

同時活動頸部，聳雙肩，左右轉體，並進行深長呼吸，捶打按摩腰部肌肉。一般每工作兩個小時，即應做一次。

跳躍養胃

輕度的跳躍運動可提高身體機能，幫助胃部做運動。但胃病患者不宜飯後立即做跳躍運動，也不宜過量做此動作。

直立，左腳向側一步成開立姿勢，兩腳距離應稍寬於肩，同時兩臂前舉、立掌。上體前屈九十度，兩臂側舉，同時抬頭看前方。兩臂上舉於手腕處交叉，五指分開，掌心向前，眼望手掌。

收左腿恢復直立姿勢，同時兩臂胸前屈，拳心向後。屈伸腿一次，同時兩臂伸直，且兩手由拳變掌經前、下向後繞至上舉，掌心向前。直腿體前屈一次，手指觸地，再次還原成直立姿勢。

兩腿開立，半蹲兩臂胸前平屈，雙手握拳。向上跳起同時兩臂側舉，雙手握拳。跳成半蹲開立，同時兩臂上舉至頭上擊掌一次。向上跳起同時兩臂側舉。左弓步跳，同時兩臂前舉，兩手互握。向上跳起同時兩臂胸前懸肘。向左轉九十度左弓步跳，同時兩手叉腰。向上跳起落地時兩腿並立站定。

體側運動養胃

站直，左腳向側一步成開立，同時兩臂側舉。重心移至左腿，右腿後屈，同時右臂上舉，左手觸碰右腳跟，眼睛朝左看。身體向右側屈，同時左臂上舉，右臂屈肘於體後還原成直立。

左腳向側一步成開立，左手叉腰，右臂上舉，同時身體往左側屈一次，還原成直立。身體向左側屈並回復成直立，同時左臂伸至上舉，右臂下拉至肩側屈。還原成直立。

左腳向側一步成開立，同時兩臂屈肘經腰推至左肩前舉，右臂上舉。上體左轉九十度，同時左臂側屈，手背貼於後腰，右臂胸前平屈，指觸左肩。上體右轉一百八十度，同時兩臂經水準向右擺動至左手胸前平屈，右臂側舉，目視右手，還原成站立姿式。

左腳向前一步，同時兩臂胸前屈。右腿併左腿，同時前臂向內繞至前舉。屈腿時上體右轉九十度，左臂前舉，右臂胸前平屈後振，目視右手，還原成站立姿式。左腳向側一步成開立，同時上體左轉九十度，兩臂經側至側上舉，還原成站立姿式。

光腳走路健胃

這是和散步相似的健胃養胃方法，不同的是需光著腳在鋪有鵝卵石的小徑上走路。這種方法能有效按摩患者足底，促進全身尤其是胃部的健康。

腳底有對應胃部的反射區，對其進行按摩，能起到健胃的作用。同時，腳底的湧泉穴是足少陰腎經的終點，對其進行按摩對腎臟會產生良好的刺激。

另外，如果將光腳走路和倒步走結合起來，則會對胃部健康起到更大的促進作用。倒走時需腰身挺直或略後仰，腹肌繃緊，這樣脊椎、腰背肌、腹肌都承受了比平時更大的重力和鍛鍊，可調節氣血，促進胃腸蠕動和胃液分泌。

治療胃下垂的運動——高抬腿

胃下垂是胃壁平滑肌和周圍韌帶鬆弛，胃因重力作用向下延伸位移的結果。輕度胃下垂的症狀一般不明顯，中度以上胃下垂的主要症狀則為胸悶腹脹、腹痛難忍、厭食乏力、噁心、嘔吐等，但臨床上並沒有特效藥能治療。因此，建議胃下垂患者應積極運動，以防病情惡化。

胃下垂患者身體虛弱，可以選擇一些輕鬆方便的運動。例如，飯前可以適當進行腹部運動。根據呼吸的節奏，緩慢收縮腹部肌肉，需要注意的是，腹部肌肉張縮的時候一定要輕緩，具體次數可以根據身體狀況而定。開始練習的時候，每頓飯前只需要做上十幾次即可，時日久了以後，可以逐漸增加次數。

體能較好的胃潰瘍患者，可在每次吃飯前進行高抬腿運動。方法為原地站立，兩條腿輪流高抬。注意抬起時，膝關節彎曲，大腿和身體要成九十度直角。短暫抬起後再放下，換另一條腿。好似原地踏步一樣，反復抬腿即可。這個動作與前面提到的腹部運動一樣，鍛鍊次數根據個人體質而定。如果做上幾十次就開始喘粗氣，則可以停下進行休息。

雖然提倡胃下垂患者積極運動，但患者只宜在餐前運動。胃下垂患者在餐後至少要休息半小時到一小時才可做運動。

治療胃下垂的運動——醫療體操

醫療體操是針對胃下垂的特點而制定的鍛鍊方法。

仰臥，雙手自然放於身體兩側並屈膝。膝關節伸直，抬起左腿，右臂前伸。保持五至十秒回復原位，休息後再行上述動作。右腿重複。也可頭胸及四肢同時上抬，離開床面，只讓腹部著床。俯臥，儘量抬頭抬肩，然後放鬆，反復做十次。早期胃下垂患者，每日兩次俯臥，每次堅持二小時，能幫助減緩脊柱變形。

揉洗蓋治胃病

胃病患者謹記三字口訣——揉、洗、蓋。

揉，即按揉胃部。每天早起或臨睡前，用雙手從上到下、從右至左或從左到右各揉三十次左右，便可有效促進胃腸道蠕動，改善胃腸道消化。

洗，可簡單理解為「洗」胃，即每天早起後，先喝一杯溫開水再按揉幾下胃部，便可達到「洗」胃的效果。

蓋，就是避免胃部著涼，因此，即使是夏天，也要在睡覺的時候將胃部蓋住。

轉腰畫圓養胃

兩腳間距與肩同寬，兩腿微曲，左手放在胸前不遠處，掌心向下，右手伸到左手下面，掌心向上，兩手之間像是夾著一本書一樣，在兩手的帶動下，患者轉動腰及以上部位，兩腿不動。

需要注意的是，在畫圓的時候，患者可以不單單平行去畫，還可以在兩手的帶動下上下左右做不規則的運動，以更好地帶動腰腹部運動。

鳳擺頭健胃

站立平穩，兩腳與肩同寬，調整呼吸，向前伸出右腳，左手從身體前移至印堂穴，同時右手向身後移，身體向右轉腰直至極點，使左手掌心對著額頭印堂穴約兩拳的距離，右手掌心在身後正對腰椎，距離也是兩拳即可。

然後，上身向右轉回正前方，左手向前下方劃去，左手轉到身體的右側，邁左腳，換成右手對著額頭印堂穴，左手對著後腰尾椎部位。反復練習，直到純熟為止。

步行扣穴健胃

此是在步行的基礎上增加了叩擊、輕捶身體穴位、經絡的一種健胃方法。走路時每走一步就輕捶打腿上的承山、足三里、三陰交穴位中的一個。

剛開始可能不習慣，但是散步結合按摩的健胃方法療效比較顯著，只要患者在邁步時將腿抬高，拳頭及時輕擊上面的穴位即可。

太極拳治療胃潰瘍

太極拳是傳統的武術健身項目，具有強壯筋骨的作用，因此廣受人們喜愛。胃潰瘍患者在治療期間，可以搭配練習太極拳，以幫助治療。

打太極拳時，要用意念引導動作，以便幫助鬆弛身體血管，讓身體自動進入一個修復狀態。另外，打太極拳時腹腔的血液循環加快，可以幫助促進胃蠕動。

長期練習太極拳，可以幫助胃潰瘍患者舒緩緊繃的壓力。神經舒緩下來，胃腸也不再處於緊張狀態，可以使胃潰瘍引起的各種不適症逐漸消失。

運動治療消化不良

消化不良是日常生活中常見的胃部不適症。主要症狀為胸悶、噯氣、上腹部疼痛、食欲不振。有些人會認為是小問題而忽視，但很多重症如胃潰瘍等疾病，都是因消化不良導致。

除了採用藥物治療，還可以選擇適合的運動進行輔助治療。先放鬆身體，雙腿分開與肩同寬進行站立，雙手輕緩自然地放在膝上，上身微微向前傾彎。然後深呼吸，吐氣的時候緩慢收縮腹部的肌肉。此時不宜過度用力，只需要輕緩地讓腹部呈現出凹陷狀即可。在保持腹部凹陷時的狀態，不用刻意憋氣，只需在呼吸間順勢將肺部氣體排出即可。每日持續練習，有緩解消化不良、治療便祕的作用。

強身健體養胃操

站如松。雙腳並立，身體站直，將小部分體重放在腳跟上，大部分體重放在腳尖部位，抬頭挺胸，站立二十分鐘左右，以不感到疲憊為宜。

坐如鐘。雙腳腳跟靠攏併在一起，臀部坐在腳跟上，挺直腰背，上身保持直立動作約二十分鐘，以不感到疲憊、疼痛為宜。若中途雙腳感覺麻木，可慢慢放鬆身體，休息一會兒再繼續。

屈胸扭背。跪坐在床上，左手扶在右膝處，右手貼在左胯間，深呼一口氣，頭由左向右轉動，當感覺到頸椎充分扭轉，保持這個動作，停頓一分鐘左右，再慢慢轉回來。換相反的方向再做一遍此動作。這個動作可充分拉伸胸、腹、腰、頸部，並在吸氣、呼氣間鍛鍊腹肌。

挺腹操：坐在地上或較硬的木板床上，先緩緩吸氣，再慢慢呼氣，呼氣的同時上半身向後仰倒，使兩肘慢慢抵放在地面上。肘部抵住地面後，雙手放在腹部不動，雙肘則繼續向兩邊伸展，直到整個上半身平躺在地面上為宜，保持此動作二分鐘左右後，雙腿再慢慢併攏伸直，全身放鬆，保持約一分鐘。

全身放鬆操：平躺在床上，雙腿微微分開，雙臂自然放在身體兩側，閉上雙眼，從頭部開始，依次往下逐漸放鬆全身，維持五分鐘左右。這可以有效消除緊張情緒，使全身上下各臟器得到短暫的休息及放鬆。另外，身體充分放鬆，還會使患者慢慢感到腹部及四肢逐漸發熱，起到暖胃的作用。

屈體操：坐定之後，先深呼吸幾次，待呼吸均勻平穩後，雙臂平舉，引導上半身向前屈。此操可鍛鍊腹部肌肉，也可用於治療胃下垂。

扭腰叩穴護胃

此法是通過叩擊腰腹部，由外而內擠壓、調理腸胃的健胃方法，能幫助消化，增強腸胃機能，減輕胃病的發作程度。

全身放鬆，兩腳分開與肩齊，兩手掌微微握成拳。腰肩放鬆，從左向右扭腰旋轉十八圈，再從右向左扭腰旋轉十八圈。轉動時，上身應儘量向左右的極限位置靠攏，以鍛鍊內臟器官和腰腹的肌肉。在扭腰的同時，別忘了用虛拳捶打腹部和腰部，要從上到下，從左到右，隨著身體的轉動有次序地捶打，力度要適中。

最後，停止的時候要化拳為掌，兩手分別在腹部和腰部左右揉按，以逐漸緩和血液流通速度。此法在早晨練習效果較佳。

二、「不動」養胃法

既然有「動起來」的健胃方法，當然少不了「不用動」的養胃方法。這裡的「不動」不是說完全靜止，而是可在床上躺著、椅子上坐著、冥想靜思的時候做。

仰臥起坐預防胃下垂

仰臥起坐是預防胃下垂的好辦法，在早上起床或晚上睡覺前，反復做上十五次仰臥起坐即可。

或是可以仰臥在床上，兩腿併攏，然後直直抬起。雙腿懸在空中，約莫離床二十公分處停止不動，持續十秒鐘後放下腿稍稍休息，再重複做一次抬腿。早晚各做一次，每次反復做上十五下即可。

躺著預防胃下垂

除了上面提到的兩種仰臥運動，還有幾種仰臥運動也有助預防、治療胃下垂。

仰臥抬頭運動。放鬆仰臥在床上，兩隻手放到腦後，扶住後腦勺。頭儘量抬起，懸在空中保持兩秒鐘後落下，再重新抬起。每次十五下抬頭運動即可。

仰臥挺胸運動。放鬆仰臥在床上，兩隻手平放在身側。用頭和腿支撐住身體，用力挺起胸腹部，保持幾秒後回復成躺姿，反復數次。

仰臥抬臀運動。放鬆仰臥在床上，兩隻手平放在身側。兩條腿彎曲，用腳掌蹬在床面上。將臀部向上抬，保持幾秒鐘後放下，休息一秒後再次抬起臀部，每次抬臀十次即可。

仰臥鍛鍊腹肌治療胃下垂

鍛鍊腹肌時常採用臥姿，當患者臥床休息，便可將自身重量當作鍛鍊腹肌的負荷，既安全又有效。

平躺在床上，全身放鬆採腹式呼吸，雙手交叉放在腹部，呼氣時腹部向下凹陷，吸氣時腹部向上鼓起。呼吸應保持緩慢、均勻。這樣可以對腹腔內各臟器起到按摩作用，促進胃腸肌的運動，緩解胃下垂症狀。

又或是平躺在床上，全身放鬆後，兩手平行上舉，手在向上抬的同時，身體也隨著手的動作慢慢抬起，坐直身體後再慢慢向前傾壓，直到雙手碰到腳尖為止。有些患者腹肌力度不夠，無法憑藉腹肌坐起身子，這時可以在前方系根繩子拉著繩子坐起來，待腹肌的力量有所增加後，再憑自己的力量坐起。

臥式養胃法

躺在床上，全身放鬆，舌抵上齶，雙目微閉，放鬆並自然呼吸，兩腳自然分開，雙手放在大橫穴上。

吸氣時，腳尖向上翹，兩手向上沿足太陰脾經向上推擦到肋骨處。呼氣時，兩手由鎖骨下方凹陷處向下，沿足陽明胃經推擦到臍下處，兩腳恢復到原位。

上述動作可重複進行，每次做二十分鐘即可。這些動作熟練後，還可加上一些其他的動作，如雙手掌根骨按在下丹田，由下向右上方再向左向下做旋轉推按。

提肛預防胃下垂

胃下垂患者可多做提肛運動，以改善胃部狀態。提肛運動簡單易學，安全有效，坐、臥和站立時均可進行。一般來說，在睡覺或起床前，大小便後做提肛運動。

練習方法是收腹，慢慢呼氣，同時有意識地向上收提肛門，當肺中的空氣儘量呼出後，摒住呼吸並保持收提肛門一會兒，然後全身放鬆，讓空氣自然進入肺中。重複上述動作。每天數次，每次數分鐘即可。

冥想養胃

冥想能幫助胃病患者將注意力集中在呼吸上，而冥想呼吸是配合自然呼吸、腹式呼吸等方法進行的。在調理脾胃的呼吸方法中，意念部位主要有臍中、丹田、足三里等穴位。

採取舒適的體位，兩手搓熱後疊放於腹部，意念部位集中在臍中、丹田、足三里等穴位，以鼻吸氣、以口呼氣，呼氣時發出輕聲。意想在自己的呼吸中，天地靈氣通過這三個穴位進入到身體中，滋潤著胃部，消滅胃部的病菌，使胃病加快速度恢復，體內毒素隨著呼吸被排出體外。每日一到兩次，每次練習十多分鐘即可。

坐姿練瑜伽治胃寒

首先跪坐在床上，兩手伸展，放鬆身體，接著慢慢坐在足跟處，兩手握拳分別抵在左右腳的腳心上。準備工作做好後，便可以用力向前挺胸、挺腹，下巴慢慢仰起，雙眼微閉。維持二分鐘左右，當感到胸腹部有發熱感、呼吸平穩後即可結束。

這種瑜伽方法，主要是通過固定身體姿勢，起到呼吸暢通、調動體內潛能的目的。即使是初練者，只要動作到位，也會慢慢感覺到胸腹部位漸漸有種發熱感，胃部也慢慢變得溫暖。

坐式養胃法

此法採盤膝坐式，然後兩手輕握，置於小腹前。閉目寧心，意守丹田，由自然呼吸逐步過渡到腹式呼吸，凝神靜坐數分鐘。叩齒數十次，兩手抱頭部。

上下牙齒叩擊數十次，兩手交叉慢慢抬起，經頭頂向腦後落於枕骨處，用兩掌心緊貼枕骨向前用力按壓，同時枕部向後用力後再放鬆，重複數次。配合呼吸練習時，緊抱用力時吸氣，放鬆時呼氣。

兩手前移，掩住兩耳，兩食指相對貼於頭後兩側的玉枕穴（後髮際正中直上二・五寸，旁開一・三寸，平枕外隆凸上緣的凹陷處），隨即將食指搭於中指上，將食指迅速有力地滑下彈叩玉枕穴，使兩耳有咚咚之聲，左右各叩擊數十下，再鬆開掩耳的兩手掌。兩手交叉，手心向上，置於小腹前的大腿根部。頭部輕微左右擺動數十次，然後攪動舌頭，鼓漱數十下，待唾液滿口時，即分次咽下，意守片刻。

另一種方法是身體端坐，用鼻深吸氣，使氣沉丹田，停閉片刻，待小腹有溫熱感時，即將兩手搓熱，用兩手掌快速摩腰兩側腎俞穴，共做數十次。要以意領氣，意氣相隨，以加速腰部的溫熱感，慢慢用鼻呼氣。

如果溫熱感太強，可放鬆意念，或配合呼吸以減輕。兩腿伸直平坐，兩手如搖「轆轤」狀置於身前，手指自然分開、微屈，自後向前做環形運動，共數十次；再反轉數十次。注意兩膝不要彎曲，上體隨搖轉動做前俯後仰的協調動作，幅度不宜過大。

將兩手指互相交叉，翻掌心向下，自腳前向上劃弧，托舉到頭頂上方，用力上托數次。稍停片刻後，兩手分開，隨體前屈攀握兩腳趾，共做屈體握趾數次。隨後，收回平伸的雙腿，成盤坐姿勢。閉目端坐，等待口中津液自生，再鼓漱吞津，每口分數次咽下，然後擺肩與身數十次。接著意守丹田，以意引氣，自丹田沿任脈下行至會陰穴，交督脈，沿脊柱上行至督脈終結，再循行任脈。

導引強胃功

自然站立，大拇指下方的魚際穴放在肚臍上，手心勞宮穴正對丹田，接著呼氣。呼氣時，舌尖從上牙齦移至下牙齦，發噓音，同時雙手輕按腹部，並屈膝下蹲，臀略後坐，下蹲至雙膝略超過趾尖即停止。

噓氣後勿起，雙手抬起，恢復舌舐上牙齦，並用鼻吸氣。接著從下蹲式起立，並進行自由呼吸。如此重複數遍，接著雙手在丹田處變為雙手拇指相對，手指向前，手掌沿丹田水平線八字形外開，至離胯半尺處停止。翻掌使兩手心相對，向中心線內合，合到兩掌指相接後停止，如此開合數次。

固本護胃功

雙腳打開與肩同寬，兩臂微屈，手指自然分開，緩慢上提至前平舉，掌心向下，吸氣；兩腿慢慢彎曲，身體挺直向下蹲，同時兩臂下按，沉肩垂肘並呼氣，兩臂繼續下按，兩腿逐漸伸直，再還原成最初的姿勢。手腿動作要連貫，手臂上提時以肩、上臂發力，帶動前臂和手。

接著兩臂屈於胸前，掌心向下，手指相對。兩臂用力向後拉開，兩肘向下屈於體側，同時兩掌變拳，拳心向下，挺胸並將頭向左轉，眼視左拳並吸氣。還原成預備姿勢後呼氣。重複上述動作，但方向相反。

站直後，雙手手指交叉於上腹部，掌心向上。雙臂上舉至臉前翻掌上托，掌心向上，吸氣。雙臂經體側下落成預備姿勢，呼氣。上托時手臂伸直，不要挺腹。

「捧氣灌頂」

這種方法來自於傳統武術中的「捧氣灌頂」招數，能幫助胃病患者放鬆精神，調理腸胃等內臟器官。

首先兩腳分開站與肩同寬，雙膝微屈，放鬆腰跟膝，眼睛微閉，舌舐上齶。兩臂在胸前作抱球狀，讓大腦進入冥想狀態，站立十五分鐘。將兩臂從胸前上提，舉過頭頂，手背朝天，兩手心照著百會穴（頭頂正中央），稍停一會兒後，兩手從頭頂經兩耳側沿體兩側而下，反復數次。

活動腳趾

胃經通過腳趾的第二趾和第三趾之間，而對脾胃有輔助治療作用的內庭穴也在這一部位。因此，站立時若腳趾能抓地牢固，則說明腸胃功能強。

鍛鍊腳趾的方法很簡單，既可以站立，也可以坐著活動腳趾。站立時會使腳部的經絡受到一定的壓力，練習抓地和放鬆有刺激經脈的作用，從而增強腸胃功能。坐著時，也能有意識的鍛鍊腳趾，能有輔助治療的作用。

另外，人的小腿上分布著很多消化系統的穴位，因此，經常按摩小腿對消化器官也會有很明顯的效果，起到健脾養胃的作用。但活動腳趾時力度不宜過大。另外，兒童還處於成長發育之中，穴位和成人略有不同，故不宜用此方法來健脾養胃。

養胃八段錦*

立正或兩腳平行站立，距離與肩同寬，兩臂自然鬆垂於身體兩側。右手翻掌從右側上舉，五指並緊，右臂用力挺直，掌心向上，指尖向左。同時左手向下，用力下按，指尖向前。稍作停頓後右手從右側落下，掌心下按，指尖向前。同時左手翻掌從左側上舉，五指並緊，左臂用力挺直，掌心向上，指尖向右。

挺胸，兩肩稍向後引，先將頭慢慢向左，眼隨之向左後方瞧，停頓片刻後頭、肩還原至

*註：八段錦是中國古代發明的健身方法，由八種肢體動作組成，內容包含肢體動作和氣息調理。

預備姿勢，眼向前平視。左右邊反複數次。

兩腿分開，比肩略寬，屈膝成騎馬式，兩手扶大腿前部，虎口向身，上身挺直。向右前方前俯深屈，頭隨之垂下，並向右前方儘量做弧形，自右向左搖頭，同時臀部相應右擺，右腿及右臂適當伸展，以輔助搖擺。搖轉停止後，復原至預備姿勢。

上半身緩緩前屈，兩膝保持挺直。同時兩臂垂下，兩手觸摸足趾或攀住足踝，稍為抬起頭，然後復原。兩手放到背後，以手背抵住腰骶部，上半身緩緩向後仰。

兩腿開立，屈膝成騎馬式，兩手握拳放在腰旁，拳心向上。右拳向前方緩緩用力擊出，手臂隨之伸直，同時左拳用力緊握，左肘向後挺，兩眼睜大，向前虎視。右拳收回腰旁，復原。左拳向前方緩緩用力擊出，臂隨之伸直，同時右拳用力緊握，右肘向後挺，兩眼睜大，注視前方。

立正挺胸，膝打直，頭用力向上頂，頸正直，同時兩腳跟提起，儘量離地。兩腳跟放下著地。可反復多次，腳跟提起時吸氣，放下時呼氣。

呼吸保胃功

呼吸保胃功的特點在於腹式深呼吸能增加胃的活動範圍，鍛鍊胃壁的彈性，因此對於鬆弛變形、伸縮功能下降的胃壁有較好的療效。

仰臥，全身放鬆，右手掌放在小腹部，拇指正對肚臍。左手拇指放在右手拇指與食指之間，其餘四指放在右手四指之上，蓋住氣海穴（肚臍下方一・五寸）和關元穴（肚臍下方三寸）。手指輕貼小腹部，可隨小腹上下活動。頭部墊枕的高度要高於一般睡眠時的枕高，口唇微閉，舌輕舐上齶，雙目微閉。

採用自然腹式呼吸，吸氣時胸腔不擴張，小腹自然鼓起，呼氣時小腹自然恢復。呼吸時，意念集中在小腹。練習完成後，慢慢恢復成自然呼吸，靜待片刻後，兩手搓熱，摩擦面部和頭部，再下床全身活動。所需時間約半小時左右，每天一次即可。

第五章

選擇胃藥的原則

「食補養胃」「運動健胃」「按摩護胃」等方法雖然簡便有效，但都只是輔助手段，適用於胃病沒發作時的日常護理。胃病一旦發作，還是要依靠藥物來治療。胃藥的選擇一定要謹慎，以免對胃部造成二次傷害。

一、胃病用藥要「挑剔」

雖然都知道患病要去醫院、吃藥要謹遵醫囑，但有些人還是會聽信電視廣告或聽別人介紹而盲目選擇不適合自己的胃藥。

常見的胃潰瘍藥物

喜克潰錠（cytotec）是目前臨床會使用到的前列腺素製劑。主要用於非類固醇抗炎劑服用者，能夠通過抑制胃酸分泌來達到預防、減少胃潰瘍的作用。

ＥＧＦ為表皮生長因子（Epiderinal growth factor）的簡稱，是一種人體內的活性物質。ＥＧＦ能夠抵抗蛋白酶的消化，促進胃黏膜細胞增殖，加速胃黏膜創面的癒合。同時，還能增加前列腺素、硫醇、體抑素的釋放。胃潰瘍患者分泌的ＥＧＰ比健康的正常人少，所以可以通過口服ＥＧＦ來修復胃黏膜損傷，治療胃潰瘍。

治療胃潰瘍的中藥方

肝胃鬱熱的胃潰瘍患者可選用黃連五克、白芍三十克、地榆三十克、甘草十五克，以水煎服，每日一劑即可。

脾虛胃熱型胃潰瘍患者可用黃芪二十克、白芍十五克、炮薑十二克，以及白朮、白芷、蒲公英、甘草各十克，以水煎服，早晚各一次，每日一劑，三十天為一療程。若胃潰瘍患者脾虛胃熱、寒熱錯雜，便可使用黃芩十二克、黨參三十克、砂仁六克、廣木香及炙甘草各十克，乾薑與黃連各九克進行治療，以小火煎濃，每日一劑，七週為一療程。

取烏賊骨三十克、浙貝母十二克、白及三十克，將此方中各種藥材共研末，以開水沖服，每日四次，每次約六克，便可有效治療慢性胃潰瘍、胃痛及胃酸過多等疾病。取生地黃二十四克，北沙參、當歸、麥冬、川楝子各九克，以及枸杞子十二克、玫瑰花三克、綠萼梅四・五克制成一方，可用於治療肝陰不足型消化性潰瘍，每日一劑，早晚以水煎服。

治療胃潰瘍的中成藥

片劑、丸劑是中成藥常見的成藥形式。治療胃潰瘍的片、丸劑中成藥一般有元胡止痛片、四方胃片、香砂養胃丸及胃乃安等。具體的服用方法及適用證如下：

元胡止痛片適用於瘀血證胃潰瘍患者，每次四～六片，每日三次。四方胃片適合肝胃不和的胃潰瘍患者服用，每次三片，每日三次。脾胃虛寒或脾虛濕滯型胃潰瘍患者可服用香砂養胃丸，每次六克，每日二次。胃乃安適用於脾虛的潰瘍患者，也可用於潰瘍患者癒合期的鞏固治療，每次四片，每日三次。

散、沖劑，二者都有清熱、收斂、生肌等作用，是經過各種藥物研細過篩、乾燥滅菌而製成。一般用於胃潰瘍治療的散、沖劑有黃芪建中沖劑、珍珠粉、氣滯胃痛沖劑等。具體服用方法及適用證如下：

黃芪建中沖劑常用於治療脾胃虛寒或寒熱夾雜型胃潰瘍，每日六克，分三次以溫開水沖服。珍珠粉適用於胃潰瘍的各種症狀，每次三克，每日三次口服。氣滯胃痛沖劑有疏肝行氣、和胃止痛的作用，每次五克，每日三次，適用於肝胃不和的胃潰瘍患者。

胃病常用中成藥

柴胡疏肝丸。由柴胡、陳皮、川芎、香附、枳殼、芍藥、炙甘草等成分製成，具有調氣疏肝、解鬱散結、和胃止痛等功效。適用於肝氣犯胃型胃病患者，若胃病患者有噯氣胃食道逆流、胃脘脹痛等症狀時，便可服用柴胡疏肝丸，以緩解症狀。每次六克，每日三次，以溫開水送服。

舒肝丸。主要是由十三味中草藥製成，分別是川楝子、延胡索、白芍、片薑黃、木香、沉香、豆蔻仁、砂仁、厚朴、陳皮、枳殼、茯苓、朱砂。主要用於治療肝鬱氣滯、胃脘疼痛、噯氣、胃食道逆流、消化不良等病症。每次一丸，每日二次。服用舒肝丸時，應注意服藥期間應少吃或不吃生冷、油膩類食物。若服藥三天後還不見症狀減輕或出現症狀加重情況的患者，應及時去就醫。

黃芪建中丸。由黃芪、肉桂、白芍、甘草、大棗、蜂蜜等製成，氣香、味甜、微辛。可用於中氣不足、面色枯黃、進食減少等脾胃虛寒型胃病患者。每次一丸，每日二次。

附子理中丸。主要是由附子、黨參、乾薑、甘草等中草藥製成的傳統中成藥方劑。具有溫中健脾、理氣和胃之功效，主要用於治療脾胃虛寒、脘腹冷痛、嘔吐泄瀉、手足不溫等病症。每次一丸，每日二次。

美多普胺與阿托品治療胃食道逆流

美多普胺常用於治療胃食道逆流、食欲不振等病症的治療。阿托品雖然也是治療消化系統疾病的常用藥物，但其主要作用是鬆弛胃腸平滑肌，抑制蠕動，解除胃腸肌痙攣。常用於治療十二指腸潰瘍及急性胰腺炎。

雖然兩種藥作用機理完全相反，卻可以一起合作作用。美多普胺除了有興奮胃腸平滑肌的作用外，還有止吐的功效，能調節膽管運動和膽汁分泌，因此對於腹痛、嘔吐的胃病患者，兩種藥合用，比單一用藥效果要好。

增強胃動力的中藥

雞內金是指家雞的砂囊內壁，是傳統的中藥之一，主要適用於消化不良、遺精盜汗等症，具有較強的消食化積、健運脾胃等作用。雞內金含有胃激素、角蛋白、澱粉酶及多種維生素和微量元素，飲食積滯患者服用雞內金粉劑後，胃液分泌量及消化能力都會大幅度提高，胃動力明顯增強。

白豆蔻為薑科多年生草本植物白豆蔻的成熟果實，味辛、性溫，具有化濕行氣、溫中止嘔的作用。可用於脘腹脹滿、不思飲食、氣滯嘔吐等，能有效增強胃動力，幫助消化、緩解腹脹、積食等症狀。

山楂既可作為水果食用，也可作為中藥治療消化不良、積食停滯等症。山楂有消化食積、健胃和中等功效。胃動力不足的患者，可適量食用山楂，消除積食，增加食欲。

除了以上幾種，枳實、檳榔、大黃、高良薑等也都具有疏通氣機、消積導滯等功效。

治胃潰瘍的加味四君子湯

四君子湯主要以黨參、甘草、白朮、茯苓四味中草藥為主，是治療脾胃氣虛的常用基礎方。若加入三七、蒲公英等藥材，即成補氣健胃、促進胃部潰瘍癒合、具有殺滅幽門螺旋桿菌作用的加味四君子湯。

加味四君子湯所含四味主藥材中，黨參補氣健脾；甘草益氣補中；茯苓和白朮可以有效增強胃部功能。連翹、蒲公英具有清熱解毒的功效；三七可以促進胃部血液循環，幫助修復胃黏膜；浙貝母具有止痛消炎的功效；海螵蛸能收斂制酸。

另外，將加味四君子湯與西藥阿莫西林（Amoxicillin）等同服，治癒胃潰瘍的效果會更明顯。

胃潰瘍可用斯克拉非

潰瘍病是常見的慢性全身性疾病，又叫消化性潰瘍。一般常以斯克拉非（sucralfate）進行治療。這個藥可在胃液中凝聚成糊狀的黏稠物，並依附在黏膜表面或潰瘍表面，起到保護作用，達到治療效果。

胃潰瘍患者服用斯克拉非後，胃酸中凝聚成的黏稠物，會附著在胃黏膜表面，在潰瘍創面附著形成保護膜，抵抗胃酸、胃蛋白酶對潰瘍創面的進一步傷害。同時還能阻止氫離子向黏膜內逆彌散，促進黏膜上皮細胞的再生，幫助潰瘍癒合。

另外，斯克拉非還能吸附胃液中的膽鹽成分，促進肉芽生成，有利於黏膜上皮細胞的再生。此藥在酸性環境中的作用力較強，所以應在餐前服用，晚上睡覺前再加服一次。在餐前服用還可以促進斯克拉非和蛋白質的結合，如果在餐後服用，則會導致蛋白質吸收不足，不利於身體健康。

中和胃酸可選擇抗酸藥

抗酸藥是無機弱鹼類藥物，能中和過多的胃酸，還有緩解疼痛的作用，在治療胃酸分泌過多症時十分有效。

抗酸藥通常可以直接降低胃內酸度，降低胃蛋白酶的活性，減弱胃液消化作用，可用於治療胃潰瘍、十二指腸潰瘍等疾病。患者在服用抗酸藥後可緩解因幽門痙攣而引起的疼痛，甚至會在潰瘍表面形成一種保護膜，有利於潰瘍的癒合。

抗酸藥按其效應可分為吸收性抗酸藥和難吸收性抗酸藥。在臨床上，單一品種的抗酸藥會產生一定的不良反應，且效果不佳，通常醫師都會將多種抗酸藥組合成複方製劑，取長補短的同時還能在一定程度上抵消不良反應。

慎用氫氧化鋁

氫氧化鋁是一種制酸劑，主要用於治療胃潰瘍和十二指腸潰瘍疾病。

氫氧化鋁對胃酸的分泌不會產生直接影響，但能中和吸附胃內已存在的胃酸，並可緩和其化學反應，使胃內的pH值升高，緩解胃酸過多的症狀。氫氧化鋁除了能中和胃內已有胃酸外，還能在潰瘍表面形成一種凝膠物質，覆蓋在潰瘍表面，起到保護作用。

氫氧化鋁在用於抗酸時，起效較慢，且作用時效與胃排空快慢有直接關係。如果患者是空腹服藥，作用時間則可持續三十分鐘左右，若是餐後一～二小時後再服藥，藥效時間則可長達三小時。需要注意的是，氫氧化鋁中的鋁離子可在腸道內與磷酸鹽結合，從而合成不溶解的磷酸鋁，需經糞便排出體外，所以長期服用氫氧化鋁的患者會引起便祕。

H_2受體拮抗劑

H_2受體拮抗劑主要包括西咪替丁、雷尼替丁、法莫替丁等幾類藥物，主要用於治療胃潰瘍及十二指腸潰瘍。它能抑制胃酸分泌，從而減少胃酸對胃黏膜的刺激，達到促進潰瘍癒合的效果。

H_2受體拮抗劑能選擇性地阻斷壁細胞膜上的H_2受體，減少胃酸分泌。此類藥物不僅能抑制組胺刺激的酸分泌，還能抑制因胃泌素和乙醯膽鹼刺激而出現的酸分泌。在常用的三種H_2受體拮抗劑中，西咪替丁抑制胃酸分泌的能力最弱，而法莫替丁抑制胃酸分泌的能力比其高出近二十倍。

一般來講，H_2受體拮抗劑是比較安全的藥物，不會產生較嚴重的不良反應。但腎功能不全者及孕婦應禁服此類藥物。以免出現頭暈、頭痛、嗜睡等不良反應。

質子泵——抑制胃酸分泌

質子泵也被稱為H^+泵，是一種存在於生物膜且逆著膜兩側H的電化學勢差而主動地運輸H的膜蛋白，能在外能驅動下逆濃差轉運H^+。

人體胃壁上除了有刺激H^+分泌的H_2受體，還有專門運輸H^+的質子泵，它們相互合作，使胃分泌充足的胃酸用以消化食物。當胃酸分泌過多，而胃內食物又不足容易引發胃黏膜潰瘍糜爛。此時，胃病患者就必須服用適量抑制胃酸分泌的藥物以平衡胃內胃酸，質子泵抑制藥便是最佳的選擇。

質子泵抑制藥能夠直接抑制胃酸分泌的最終環節，不僅不會出現耐受性，抑酸效果還遠遠高於其他抑酸劑。可用於治療潰瘍、胃食道逆流。

前列腺素——胃炎

前列腺素是一種由不飽和脂肪酸組成的，具有多種生理作用的活性物質，存在於動物和人體內。前列腺素對內分泌、生殖、消化、心血管、泌尿和神經系統等疾病都有治療效果，更可用於治療胃腸道潰瘍病。

前列腺素可引起平滑肌收縮，從而抑制胃酸分泌，能防止過多的酸性刺激胃黏膜，起到保護作用。常見的前列腺類衍生物藥物有米索前列醇（Misoprostol）。這些藥物能增強胃黏膜的防禦能力，對消化性潰瘍及胃炎都有很好療效，尤其是對因不當服用荷爾蒙、消炎止痛藥等藥物而引起的胃病有較好的治療效果。

一胃腸解痙藥

胃腸解痙藥為一種抗膽鹼抑制劑，主要是通過解除平滑肌痙攣，緩解或消除胃腸道疼痛。常用於治療急性胃炎、潰瘍病等疾病。

胃腸解痙藥能阻斷膽鹼神經介質與受體的結合，從而達到解除胃腸痙攣的目的，可鬆弛平滑肌，緩解疼痛。常見的胃腸解痙藥有阿托品、**propantheline bromide** 及顛茄酊，可用於治療胃酸過多、胃及十二指腸潰瘍、胃腸痙攣等病症。

此類藥物只能口服一天，如果用藥一天後疼痛症狀還未消失或緩解，應諮詢醫生，尋求其他治療方法。另外，有青光眼、前列腺肥大、腸梗阻的患者不宜服用此類藥物，年長患者也要慎用。

雷貝拉唑鈉——胃潰瘍

雷貝拉唑鈉（Rabeprazole）是一種新型的質子泵抑制藥，可用於治療消化性潰瘍、胃食道逆流性等疾病。雷貝拉唑鈉的抗胃酸分泌活性大於原始質子泵抑制藥奧美拉唑，並且對血漿中胃泌素值影響較少，還具有選擇性強烈抑制幽門螺旋桿菌的作用。

對於因幽門螺旋桿菌而引起的胃和十二指腸潰瘍患者來說，抑制胃酸分泌，提高殺菌療效是治療重點。而雷貝拉唑鈉在弱酸環境中正好可以克服pH障礙，消滅幽門螺旋桿菌的效果十分顯著。

另外，雷貝拉唑鈉對胃惡性病變也有較好的治療效果，所以在用藥之前患者應先排除惡性病變的可能性，以免延誤病情。

西咪替丁的用藥原則

西咪替丁（cimetidthe）是常用於治療胃潰瘍的藥物，主要是通過抑制食物等刺激而引起的胃酸分泌，以降低胃液酸度。

西咪替丁的正確服用方法是在每天三餐時，服用一片，等到晚上臨睡前再服用二片。按此方法能夠使西咪替丁起效更快，止痛作用更強，也更加安全。但年長者不宜長期服用西咪替丁。

二、能治胃病的「非胃藥」

吃胃藥治胃病是常識，但其實生活中常見的陳皮粉、五香粉等也對胃有良好的養護作用。

維生素C助術後康復

因胃癌手術切除了部分胃而造成胃功能減退，會導致鐵的吸收受阻。鐵的吸收受阻會引發紅血球、白血球、血小板的降低，造成貧血。因此在治療過程中需要給足鐵劑，並且配合補充維生素C和稀鹽酸。

當患者出現術後發熱情況，不宜食用解熱鎮痛藥物。這時可以用溫熱水擦身的方法或者是酒精擦身的方法來降溫。若患者因術後鈣吸收不好，可以在飲食中增加乳製品，同時給予鈣劑和維生素D。

烏雞白鳳丸——胃下垂

烏雞白鳳丸有補肝益腎養血、健脾益胃補氣、清虛熱之功。藥方最早見於明朝《普濟方》。《壽世保元》改進處方後，稱為「烏雞丸」，後世又改進後稱為烏雞白鳳丸。

烏雞白鳳丸為黑褐色或黑色的水蜜丸、小蜜丸或大蜜丸；味甜、微苦，是治療婦科疾病的傳統中成藥，但是對治療女性胃下垂也有較好的療效。具體服用方法是：每次服一丸（九克），每日服一～二次。二十日為一療程。多數患者在服藥一個療程後症狀就可明顯緩解。

雲南白藥——胃潰瘍

雲南白藥具有止血、鎮痛、消炎等功效，此外還對胃潰瘍有治療作用。

長期胃腸功能失調，胃酸分泌過多很容易導致胃病的發生，若治療不及時就會發展為胃潰瘍。雲南白藥的主要成分是三七，三七可以加速黏膜微循環，促進黏膜上皮細胞再生，從而促進潰瘍面癒合。雲南白藥可明顯提高人體免疫功能，通過保護胃及十二指腸黏膜，也能達到修復黏膜、促進潰瘍面癒合的療效。

對有出血症狀的胃潰瘍患者來說，可選用雲南白藥，止血同時還能保護黏膜，一舉兩得。

維生素E治胃潰瘍

維生素E是一種天然脂溶性維生素，又稱生育酚，是最主要的抗氧化劑之一。胃黏膜抵抗力差與脂肪過氧化作用紊亂有關，而維生素E可保護人體內易被氧化的物質，減少過氧化脂質的生成。

維生素E可調節脂肪氧化，清除氧化自由基，並改善周圍血液循環，提供潰瘍患部良好的癒合條件。另外，維生素E還可抑制幽門螺旋桿菌的生長，降低胃潰瘍的復發率，治療胃潰瘍效果與雷尼替丁（ranitidine）*相仿。

而且維生素E價格低廉、副作用小，僅有少數患者會有腹脹、頭暈等輕度不良反應。在用維生素E進行胃潰瘍治療初期，可適量加用解痙止痛藥來緩解治療過程中的疼痛症狀。

穀維素調治胃病

穀維素是阿魏酸（植物固醇）與植物甾醇的結合脂，一般是從米糠油、胚芽油等穀物油脂中提取出來的。臨床上常將穀維素運用於改善植物神經功能和內分泌調節，對週期性精神病、血管性頭痛、經前症候群。

除了調節神經功能，穀維素對消化系統疾病也有治療效果，比如可用來治療慢性胃炎。每日服用約三〇〇毫克穀維素，連續服用二～四週，可取得明顯效果。腹脹、噯氣等胃部不適患者在服用穀維素後也能取得一定的調治效果。

陳皮粉緩解胃痙攣

陳皮，別名橘皮、柑皮等，為柑橘的果皮曬乾後而成。它是一味理氣調中、燥濕化痰，

*註：衛生福利部已於二〇二〇年八月下架含雷尼替丁的胃藥。

治胸腹脹滿、不思飲食的常見藥材。橙皮苷是陳皮的主要成分，其腸道之代謝物橙皮素有抗幽門螺旋桿菌活性之功效，另外，從陳皮中提取的類胡蘿蔔素同樣也能抑制幽門螺旋桿菌。陳皮中含有大量的果膠多糖，這種物質可附著胃黏膜起保護作用並促進胃液分泌。另外，陳皮能雙向調節胃腸平滑肌的活動，緩解胃腸平滑肌痙攣。因此，陳皮的不同藥用成分可從多方面發揮抗胃炎、消化性潰瘍之功效，且無副作用。

具體服用方法如下：陳皮一〇〇克研末，麵粉五〇〇克小火炒香，將陳皮粉和麵粉混合裝瓶，每次取一小湯勺配好的陳皮粉，放在口中，用口水潤濕吞下或乾吞不用口水送。每天吞數次，一個月為一個療程。

五香粉治胃寒

五香粉是由多種香料混合配製成的複合調味料，呈細末狀，為家庭常用調味料之一。主要原輔料有八角、桂皮、花椒、小茴香、薑及芫荽子、甘草、橘皮等。它香味濃郁，有辛辣味，還有些許甜味。

優質的五香粉色澤呈褐紅或棕黃色，辛辣味濃，粉末細而均勻，無雜質，無黴變。從中醫角度看，五香粉彙集了這幾種藥材的優點，氣味芳香，具辛溫之性，有健脾溫中、消炎利尿等功效，對治療胃寒有較好的療效。胃部受寒疼痛時，可先用熱毛巾擦乾淨臍部，取五香粉十克，用熱白酒調成稀糊後敷肚臍，紗布覆蓋後用醫用膠布固定，每天換一貼即可。

治胃痛打嗝的湯藥

有些胃病患者常常出現胃痛打嗝的現象，這主要是由於胃腑失調所致，而飲食不節、寒邪入侵等也是重要的發病誘因。可採用以下方法熬制湯藥進行醫治。

取甘草十五克，浮小麥五十克，大棗十五枚，柴胡、鬱金、香附、佛手各三克；石斛、百合、柏子仁、合歡皮、夜交藤、遠志各五克，加水二〇〇〇毫升，置於砂鍋中。大火熬制至沸騰後，改為小火慢慢熬。待藥湯剩下一〇〇〇毫升左右時關火。以紗布覆蓋砂鍋蓋，將藥湯淋出，分為兩份趁熱服用。

藥膏緩解胃痛

中醫認為，仙人掌性味微苦，澀涼、入胃經，具有健胃止痛的功效。去掉仙人掌表皮的小刺後搗爛成泥，抹在乾淨的紗布上。將紗布敷到肚臍上即可。每天換藥一次，十天為一療程，可以有效幫助治療胃熱型胃潰瘍。

如果是胃寒型的胃潰瘍，則將細辛研磨成細末，過篩後，用甘油調和成膏狀。將細辛膏攤抹在乾淨的紗布上，貼敷在中脘穴上。每三天換藥一次，連續敷藥半個月即可。

取吳茱萸研粉，用姜汁調和成膏劑。將膏劑塗抹在紗布上，敷在肚臍處。再用艾條懸灸，可以改善肝氣犯胃引起的胃痛、噯氣等胃潰瘍不適症。

取同量的蒼朮、乾薑、甘草、良姜、厚朴、青皮、陳皮、砂仁、木香、丁香、小茴香等藥材，加入適量的生薑一起烘乾。所有藥物混在一起磨粉。加入熟棗肉捏成丸狀，厚敷在中脘穴上，並用紗布蓋住，外邊用毛巾熱敷，可以有效緩解脾胃虛寒引起的疼痛。

脾胃虛寒引起的胃痛還可以選取灶心土、蔥白和吳茱萸、薄荷等一起入鍋。加醋炒熱後，塗在紗布上並包敷在胃脘處，能有效緩解疼痛。

生薑性味辛、溫，具有解表溫胃的功效。將生薑搗爛後加入麵粉，攪拌均勻。加入雞蛋清炒熱，包敷在胃脘處，可以有效緩解寒性胃痛。

三、治胃病講原則

胃痛的症狀看起來相似，但是發病原因不同，治療方式也就不一樣，服用的藥物更是大相徑庭。

急性胃炎用藥原則

急性胃炎是由不同病因引起的胃黏膜急性炎症。急性胃炎可分為急性單純性胃炎、急性腐蝕性胃炎及急性化膿性胃炎。一般情況下，急性單純性胃炎最常見。

急性胃炎的症狀為腹痛、噁心、嘔吐、消化不良，嚴重時會伴有嘔血、黑糞甚至休克。因此，急性胃炎患者應在剛出現胃炎徵兆時立即進行簡單的藥物治療，例如服用胃黏膜保護藥及制酸劑類藥物。如果出現出血情況則應立即就醫。

適用於急性胃炎患者的藥物包括氫氧化鋁類製劑、咪索前列醇、氫氧化鋁碳酸鎂製劑等。另外，質子泵製劑也逐漸應用於臨床，它是目前抑制胃酸作用較強的新型抑酸劑，對急、慢性胃炎都具有治療效果。

慢性胃炎用藥原則

慢性胃炎是由不同病因引起的慢性胃黏膜炎性病變，其發病率在各種胃病中高居首位。慢性胃炎多表現為上腹痛、消化不良、餐後飽脹等，嚴重時還會有貧血、嘔血等症狀。

慢性胃炎患者的胃部常伴有一定程度的萎縮，而且胃酸和胃蛋白酶分泌也會減少，很容易造成消化不良。慢性胃炎發作時會感覺到疼痛，此時可服用阿托品、普邦生錠（PRO-Banthine）等藥物止痛。胃酸分泌過多的胃炎患者可用雷尼替丁、氫氧化鋁胺等藥物進行治療。胃酸缺乏或無酸的慢性胃炎患者應補充一％稀鹽酸或胃蛋白酶合劑，還可加用胰酶片、多酶片等藥物幫助消化，減輕消化不良反應。

慢性胃炎的治療以全身調養為主，治療過程十分緩慢，患者在治療中應保持良好的休息和心態，避免服用對胃黏膜有刺激性的藥物，如阿斯匹林等。

表淺性胃炎用藥原則

慢性胃炎以表淺性胃炎為主，若治療不當會引發慢性萎縮性胃炎，隨著年齡的增長使病情更加嚴重。

多數表淺性胃炎症狀輕微甚至無痛感，因而常被忽視。患者一旦出現胃痛症狀，說明病情已經惡化，必須立即進行治療。

一般情況下，應至少服藥一～二個月。在服藥期間，即使胃炎症狀逐漸好轉，也不應自行停藥，以免病情反復或加重。

慢性胃炎用藥原則

慢性胃炎治療時間較長，且需長期服藥，所以在進行藥物治療時應加服一些胃黏膜保護劑。如氫氧化鋁等藥物，這些藥物可保護胃黏膜，增強胃部抵抗力。但鋁製劑藥物不可長期服用。

慢性胃炎容易發生胃酸減低或缺乏，導致胃功能紊亂，使得細菌滋生。因此，除了胃黏膜保護劑，慢性胃炎患者還應口服一些抗生素，如建大黴素（Gehtamicih）、黃連素等，這些藥物能起到抑制細菌的作用。

另外，有些慢性胃炎患者會出現膽汁反流現象。這時應選用美多普胺或嗎丁啉加速胃和十二指腸的排空，可有效減少膽汁逆流，避免膽汁傷害胃黏膜。

胃痛患者用藥原則

胃痛可分為寒熱虛實，應先了解是哪種胃痛，再選用合適的藥物，才能取得最佳的治療效果。

寒凝胃痛主要與「受寒」有關，如受涼或食用生冷食品，皆可導致寒凝胃痛。這類患者應選用溫胃散寒、理氣止痛類藥物。

另外與寒凝胃痛相反，內熱引起的胃痛主要是因過食辛辣、油膩類食物引起，體內熱氣鬱結，無法散出。這類胃痛應選用清熱、和胃止痛類藥物。另外還有氣滯胃痛和虛寒胃痛，這兩類胃痛也要選用對症的藥物才能起到較好的治療效果。

掌握用藥時間

胃潰瘍屬消化道潰瘍病，是一種胃部常見疾病。一般來講，只要經過治療，胃潰瘍疾病很容易治癒並根除。然而很多正在接受治療的患者不僅沒有緩解潰瘍，病情還加重了。

其實，主要是因為沒有掌握好用藥的時間，沒有完全根治。另外，潰瘍病的發作與胃酸的分泌有密切關係，所以在治療中應當在胃酸分泌高峰期用藥，才能取得較好的治療效果。但很多人沒有認知到這點，錯過了最佳用藥時機，導致久病不愈。

一般來講，抗酸類藥物應在餐後一小時、三小時及睡前各服一次，這樣才能有效防止胃內pH值下降，充分發揮藥效。

萎縮性胃炎用藥原則

萎縮性胃炎是慢性胃炎的一種，指胃黏膜表面遭到反復損害後引起黏膜腺體萎縮，甚至消失。萎縮性胃炎是消化系統常見的疾病之一，主要表現為腹脹、疲乏、消瘦、貧血等。

慢性萎縮性胃炎多由慢性表淺性胃炎失治或誤治引起，如治療不當或延誤病情會演變為胃癌。萎縮性胃炎可分為萎縮性胃竇炎和萎縮性胃體炎兩種，針對不同類型的萎縮性胃炎，治療方案也有所不同。

萎縮性胃竇炎只局限於胃竇，病情較輕，可短暫使用制酸劑來進行治療；而萎縮性胃體炎則不同，炎症可彌漫到胃底、胃角、胃竇，範圍大、病情重。因此，萎縮性胃體炎患者應禁止使用制酸劑，相反的應多刺激胃酸分泌，必要時還要補充酸劑以達到治療效果。

年長者的胃病治療原則

隨著年齡的增長，人的胃腸結構和功能也發生了改變。年長者的胃張力、排空速度、饑餓收縮等方面均比年輕人差，胃酸、胰酶分泌減少，消化能力大幅度降低。

在治療時應考慮到年長者修復能力差，如若發生胃潰瘍，會大幅拉長治療時間。另外，年長者的胃病多伴有胃酸分泌過低的症狀，在治療中應少用抗酸藥，防止因胃酸過低，導致消化功能進一步下降。

另外，有些年長患者出現併發症時還會發生活動性出血，此時應積極進行藥物治療，比如靜脈注射奧美拉唑或藥物灌洗等。

中醫中的「胃寒」與「胃熱」

在中醫理論中，「胃熱」和「胃寒」常常結伴出現，但它們的意思恰恰相反。胃寒又稱胃寒濕。主要是指患者受到風寒侵襲，導致胃腸功能減弱的胃病。胃熱又稱為「胃火」，由於患者常吃辛辣食物、飲酒、大魚大肉等油膩食品，導致胃部消化功能亢進。愛吃油膩食物的人，常常出現口乾舌燥、牙齦上火、便祕不暢等情況，雖然經常喝飲品來「敗火」，但其實無甚效果。實際上，「胃熱」也有不同的種類，如熱鬱胃中、火邪上炎、火熱下迫等，就醫時，中醫師會根據患者的具體情況進行辨證診治，以達到最佳療效。對於胃熱的患者來說，最重要的莫過於改變以往好油膩、遠清淡的飲食習慣，才能從根本上解決胃熱帶來的一系列煩惱。

脾胃不和選用中成藥

脾胃出現問題會嚴重影響到健康和食欲，患者容易出現胃痛、食欲減退、火燒心等症狀，通稱為「脾胃不和」。多是因酒肉過度而引起，尤其是節假日期間，很多人都會出現脾胃不和症狀。

節假日的脾胃不和多表現為食滯胃脘症，患者在發病前多暴飲暴食或不衛生飲食，導致飲食停滯、打嗝出酸腐之氣等消化不良症狀。可選用一些中成藥進行治療，比如保和丸、枳實導滯丸等。

中藥不宜長期服用

許多人認為中藥沒有太多副作用，無論是治病還是補身，都可以長期服用。其實是錯誤的觀念。中醫講「是藥三分毒」，何況胃病患者本身胃功能低落，長期服用中藥更容易引起胃黏膜損傷，引發潰瘍。

連續服用中藥三個月以上的胃病患者，會出現腹脹、上腹不適、隱痛等症狀。經胃鏡觀察後發現胃黏膜變薄，呈現出慢性炎症的病理變化。而且中藥成分複雜，某些成分能中和胃腔中的黏液，破壞黏膜屏障，引發胃病。另外，還有一些中藥對胃黏膜有直接破壞作用，長期服用會導致嚴重的不良後果。

所以說，選擇中藥治療時應在中醫師的指導下嚴格用藥，了解不同中藥的不同藥性及服用方法。例如細辛、防風、黃芩、冰片等，久服可出現腹脹、腹痛等症狀，故胃病患者不宜過多服用。

胃藥和維生素C不宜同服

維生素C能夠健胃，以及預防胃炎、胃潰瘍等症。但其實在治療過程中，藥物與維生素C不宜同服。

胃潰瘍患者的胃酸較多，治療疾病的藥物如胃舒平等都主要是起到中和胃酸的作用。而維生素C也是酸性的，同服這兩類藥物，會導致藥物產生酸鹼中和反應，喪失藥效。但胃病患者在接受藥物治療的過程中，藥物在體內會發生鹼性反應，導致食物中的維生素C吸收出現障礙。需要額外補充身體所需的維生素C。

因此，維生素C與含有碳酸氫鈉、碳酸鎂成分的治療胃病藥物要錯開兩個小時服用。因為兩個小時會使藥物代謝、分解不再互相影響。同時，需要注意的是，服用維生素C不宜空腹，應在飯後服用。

胃病患者慎服感冒藥

春秋季節是感冒的高發期。在這些季節，胃潰瘍患者，尤其是有胃出血病史的患者，要慎用感冒藥，因為服用感冒藥不慎易引發胃部大出血。

胃部出血通常是因為胃潰瘍病變而引起，也有少數與肝硬化引起食道靜脈曲張、急性胃炎和胃腫瘤有關。由此可以看出，胃潰瘍誘發胃出血的機率相當高。而感冒藥、消炎止痛藥都容易引起胃黏膜病變，加重胃潰瘍，誘發胃部大出血。嚴重時大出血的出血量高達一〇〇〇毫升以上，容易使患者陷入休克。

因此，如患有胃潰瘍，要先尋問醫師再吃感冒藥和消炎藥。

潰瘍患者不宜服用膠囊

將藥物製成膠囊狀主要是為了減少藥物的苦澀和刺激，同時也方便吞服。這層膠囊主要是用明膠做成，對人體健康沒有危害。同時，明膠製成的膠囊，也不會和藥物發生反應，口服後很快能在胃內融化成液體，釋放出包裹的藥物，因此部分藥物都會做成膠囊。

由明膠製成的膠囊對正常的胃腸不會產生任何刺激。但是，胃潰瘍患者卻不宜服用膠囊劑藥物。因為胃潰瘍患者的胃黏膜已經出現損害，喪失了保護和抵抗刺激的作用。明膠製成的膠囊在融化後形成的液體會刺激胃黏膜，不利於潰瘍創面的癒合。

如潰瘍患者有需要服用膠囊時，建議將服用時間定在飯後。飯菜可以對胃黏膜起到一定的保護作用，可降低膠囊劑對胃黏膜的刺激。

胃病患者少服碳酸氫鈉

碳酸氫鈉可緩解燒心、噯氣造成的不適，但其不宜作為治療胃潰瘍的藥物。

碳酸氫鈉與胃酸發生化學反應時，會產生大量的二氧化碳氣體，刺激胃黏膜，促進胃酸的分泌。胃病患者如果大量服用碳酸氫鈉，就會使胃內二氧化碳氣體增多，引起胃脹氣，刺激黏膜的潰瘍創面，引發胃出血、胃穿孔。

因此，胃潰瘍患者不宜多服用碳酸氫鈉。含有碳酸氫鈉配製的飲料同樣不能多喝。

普賴鬆可致胃潰瘍

普賴鬆（Predinisohe）具有很強效的消炎、抗過敏作用，有些消化性潰瘍的胃病患者會服用普賴鬆進行輔助治療。但有時服用後反而會加重病情。

普賴鬆能增加胃酸、胃蛋白酶的分泌，抑制黏液分泌，加重患者幽門螺旋桿菌感染，降低胃腸道黏膜的抗病能力。若長期服用普賴鬆可加重普通胃炎，嚴重時可引發胃潰瘍及胃出血，甚至發生胃穿孔，危及患者生命安全。

除了普賴鬆，地塞米松等同類藥物，胃病患者也應慎服。

慎服板藍根

板藍根性寒、味苦，具有清熱解毒、涼血利咽功效，對感冒、流感等常見病有良好的預防及治療效果。同時，板藍根還具有消炎、止痛、退熱等作用，對扁桃體炎、肺炎等疾病也有治療效果。

雖然板藍根好處很多，但不是所有人都能服用，由於板藍根性味苦寒，所以對體內邪熱患者有治療作用。若是體質偏虛寒的感冒患者服用，會出現脾胃不和、腹瀉等消化系統問題。若是不了解板藍根的特性而服用，不僅治不好感冒，還會引起胃痛、畏寒、食欲不振等症狀，尤其是脾胃功能失調的患者更應避免。

慎用鉍劑治潰瘍

幽門螺旋桿菌是影響潰瘍癒合和復發的主要因素。一般患有消化性潰瘍的患者都會進行幽門螺旋桿菌治療。尤其是經抗酸藥治療無效和經常反復發作的消化性潰瘍。

幽門螺旋桿菌呈現陽性時，最好採取聯合用藥療法進行治療，多數時會使用鉍劑療法來消滅幽門螺旋桿菌，長期服用此類藥物會產生細胞毒性和神經毒性，容易引起頭痛、關節痛等不良反應，不可連續服用此類藥物超過六週以上。

另外，有些含鎂的抗酸藥進入人體後會產生反應發生高鎂血症（Hypermangnesmiu），繼而引發中樞神經系統和心臟的毒性效應，故而有腎功能障礙的潰瘍患者應禁服此類藥物。

Note

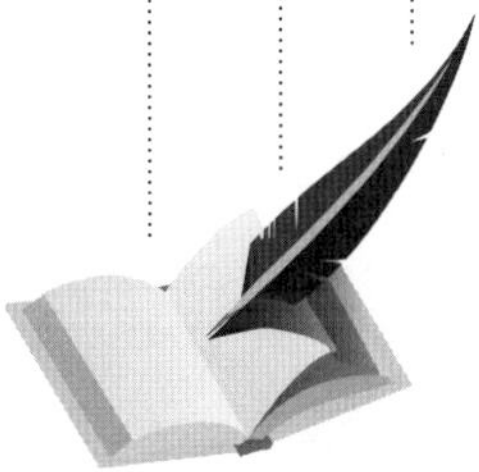

Note

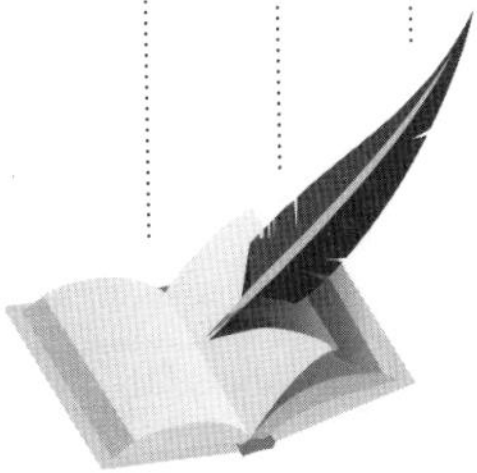

國家圖書館出版品預行編目(CIP)資料

胃也可以很舒服：藥物、按摩、飲食、運動, 自療養胃實踐書 / 劉維鵬作. -- 初版. -- 新北市：世茂出版有限公司, 2021.03
面； 公分. --（生活健康 ; 486）
ISBN 978-986-5408-46-6（平裝）

1.胃疾病 2.保健常識 3.中西醫整合

415.52 109021499

生活健康 B486

胃也可以很舒服：
藥物、按摩、飲食、運動，自療養胃實踐書

作　　者／劉維鵬
主　　編／楊鈺儀
責任編輯／陳怡君
封面設計／林芷伊
出 版 者／世茂出版有限公司
負 責 人／簡泰雄
地　　址／（231）新北市新店區民生路 19 號 5 樓
電　　話／（02）2218-3277
傳　　真／（02）2218-3239（訂書專線）
劃撥帳號／ 19911841
戶　　名／世茂出版有限公司 單次郵購總金額未滿 500 元（含），請加 60 元掛號費
酷 書 網／ www.coolbooks.com.tw
排版製版／辰皓國際出版製作有限公司
印　　刷／世和彩色印刷股份有限公司
初版一刷／ 2021 年 03 月

I S B N ／ 978-986-5408-46-6
定　　價／ 320 元

本作品中文繁體版通過成都天鳶文化傳播有限公司代理，經中國科學技術出版社有限公司授予世茂出版有限公司獨家發行，非經書面同意，不得以任何形式，任意重制轉載。
©【最新圖文版】《養胃就這麼簡單》由中國科學技術出版社 2017 年出版